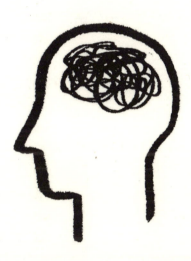

Universo dos Livros Editora Ltda.
Avenida Ordem e Progresso, 157 – 8º andar – Conj. 803
CEP 01141-030 – Barra Funda – São Paulo/SP
Telefone/Fax: (11) 3392-3336
www.universodoslivros.com.br
e-mail: editor@universodoslivros.com.br
Siga-nos no Twitter: @univdoslivros

DR. BRIAN BOXER WACHLER

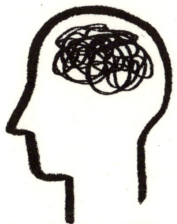

MENTES MANIPULADAS

Seu cérebro pode estar te enganando

São Paulo
2020

Grupo Editorial
UNIVERSO DOS LIVROS

Perceptual intelligence: the brain's secret to seeing past illusion, misperception, and self-deception
© 2017 by Advanced Vision Education, LLC
All rights reserved

© 2020 by Universo dos Livros
Todos os direitos reservados e protegidos pela Lei 9.610 de 19/02/1998.
Nenhuma parte deste livro, sem autorização prévia por escrito da editora, poderá ser reproduzida ou transmitida sejam quais forem os meios empregados: eletrônicos, mecânicos, fotográficos, gravação ou quaisquer outros.

Diretor editorial: **Luis Matos**
Gerente editorial: **Marcia Batista**
Assistentes editoriais: **Letícia Nakamura e Raquel F. Abranches**
Tradução: **Cássio Yamamura**
Preparação: **Jéssica Dametta**
Revisão: **Ricardo Franzin e Nathalia Ferrarezi**
Arte: **Valdinei Gomes**
Capa: **Vitor Martins**

Dados Internacionais de Catalogação na Publicação (CIP)
Angélica Ilacqua CRB-8/7057

W114m
    Wachler, Brian Boxer
    Mentes manipuladas: seu cérebro pode estar te enganando/ Brian Boxer Wachler ; tradução de Cássio Yamamura. –– São Paulo: Universo dos Livros, 2020.
    304 p.

    ISBN: 978-85-503-0410-6

    Título original: Perceptual intelligence: the brain's secret to seeing past illusion, misperception, and self-deception

    1. Percepção 2. Neuropsicologia 3. Psicologia I. Título

    II. Yamamura, Cássio

20-1139   CDD 121.34

Mentes manipuladas: seu cérebro pode estar te enganando é escrito por um médico com o propósito de melhorar a sua qualidade de vida, mas não é um livro de medicina. Os conceitos e conselhos apresentados pelo Dr. Brian e sua *expertise* têm o objetivo de ajudá-lo, de forma geral, nos processos de decisão do dia a dia, inclusive em questões que envolvem a sua saúde. No entanto, eles não substituem o acompanhamento e as indicações individualizadas de profissionais de saúde (física ou mental) qualificados. Recomendamos que você mantenha o senso crítico afiado ao ler qualquer livro, incluindo este (afinal, não gostaríamos de ser um dos exemplos de efeito halo e propaganda enganosa que você verá mais adiante).

Esta obra é dedicada a Steven Holcomb, o piloto de bobsled, medalhista olímpico e recordista que faleceu inesperadamente durante o sono, aos 37 anos de idade, enquanto este livro estava em produção (2017). Steven se tornara um amigo querido da minha família dez anos antes, quando tratei seu ceratocone e recuperei sua visão. Convenientemente, ele vestia uma camiseta do Super-Homem por baixo de seu uniforme de competição porque era, de fato, um super-herói da vida real. Perdê-lo deixou um enorme vazio na vida de minha família e de muitas outras pessoas. O triunfo de Steven sobre o ceratocone inspirou milhões de pessoas e continuará a fazê-lo como parte de seu legado. Por meio da ONG Giving Vision (www.givingvision.org), estou comprometido a garantir que seu legado de conscientização de tratamentos não invasivos para o ceratocone dure por gerações.

Este livro também é dedicado à minha mãe, Marsha "Bonnie" Wachler (1941–2015), e ao meu pai, Stanley Wachler (que tem 85 anos no momento em que escrevo isto). Eu não seria quem sou hoje se não fosse pelo amor de vocês e por inspirarem em mim a convicção de que "posso fazer qualquer coisa se acreditar e trabalhar para que aconteça". Fora isso, mais uma vez peço desculpas por esquecer de agradecê-los no meu discurso de casamento em 1993 (ops!), mas obrigado pelos cortes de cabelo!*

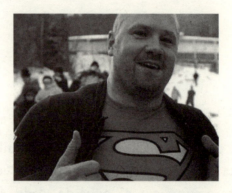

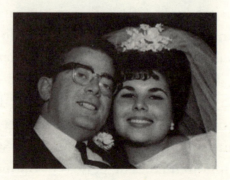

* Meus pais eram donos de um salão de cabeleireiro, e meu pai corta meu cabelo até hoje.

O feio é belo e o belo é feio.*
— *Macbeth*, William Shakespeare

---
* Tradução de Artur de Sales (1879-1952). [N. da T.]

Sumário

Prefácio - *Montel Williams* 11
Introdução 19

1. O posto da percepção 29
2. Mente sobre (e sob) a matéria 43
3. O que você vê não é o que há 55
4. Fora do corpo ou embaixo da terra 71
5. Olimpíada de vaidade 87
6. Hora de malhar 97
7. Percepção imaculada 119
8. A magia do equilíbrio 133
9. A hora da estrela 147
10. Introdução à Inteligência Persexual 159
11. Preciso ter isso 179
12. Você é diferente de um gnu no Quênia? 193
13. Fanatismo 209
14. A experiência subjetiva do tempo 221
15. Um bom palpite 233
16. Teste sua Inteligência Perceptiva 245

Epílogo 265
Agradecimentos 267
Sobre o autor 271
Notas de fim 275

Prefácio

É 1980. Tenho 22 anos e estou a poucas semanas de me graduar na Academia Naval dos Estados Unidos, em Annapolis, Maryland. Consegui. Foi um longo caminho desde o primeiríssimo dia, quatro anos antes, quando estive ao lado de outros 1.246 jovens empolgados, quase todos recém-saídos do colégio, nessa prestigiada escola que fica às margens do encontro entre o rio Severn e a baía de Chesapeake. Eu logo me tornaria um oficial da Marinha dos Estados Unidos. A Academia Naval não é para os fracos de coração, e ter corpo e mente saudáveis é um pré-requisito mínimo para nela sobreviver e ter sucesso. Desnecessário dizer que todos os cadetes estão sempre em condições exemplares.

Meus sintomas começaram pouco antes da minha graduação. Nas duas décadas seguintes, eles iam e vinham. Sofri surtos alternantes de dor, fraqueza, espasmos e problemas de visão. Médicos me deram todo tipo de diagnóstico, de nervo comprimido a ouvido inflamado. Os sintomas nunca me impediram de fazer o que eu queria, inclusive servir como um oficial de inteligência naval por 22 anos. Depois de servir na Marinha, passei a falar a adolescentes sobre como atingir seu potencial completo. Consegui meu próprio programa matinal, atuei em seriados como *JAG – ases invencíveis* e *O toque de um anjo* e trabalhei como porta-voz em diversas companhias. Apesar disso, meus problemas físicos nunca foram embora. Eu perdia a visão de um dos meus olhos e ela voltava alguns dias depois. Eu sentia certas dores e dormências, mas quem não sente, vez ou outra, ainda mais quando se é fisicamente ativo?

Em 1999, as coisas pioraram. A essa altura, eu tinha quatro filhos e responsabilidades suficientes para ocupar três pessoas. Comecei a sentir uma dor extrema e ardente nas pernas e nos pés, que se intensificou tanto a ponto de eu mal conseguir andar. O médico solicitou uma ressonância magnética, que, enfim, levou a um diagnóstico de esclerose múltipla (EM): uma doença crônica e autoimune que danifica a bainha de mielina – o material que protege fibras nervosas –, fazendo com que as transmissões neurológicas sejam desaceleradas ou interrompidas completamente, resultando na redução ou perda de funções.

A EM é uma doença imprevisível: os sintomas, o grau de severidade e a duração variam de pessoa para pessoa. A maioria dos pacientes sente fraqueza muscular e sofre de perda de controle dos músculos, fadiga, problemas de visão e problemas cognitivos, como falta de memória e concentração. Outros sintomas incluem dor, depressão e euforia. Fui diagnosticado com esclerose múltipla recorrente-remitente, a forma mais comum da doença, na qual sintomas cada vez piores são seguidos por períodos de remissão.

O dia do diagnóstico foi o pior da minha vida. Como eu podia ter essa doença? É um mal com duas vezes mais chances de ser contraído por mulheres do que por homens. Lembro-me vividamente do médico olhando nos meus olhos e me dizendo o que me aguardava pelo resto da minha vida. Ele disse que eu provavelmente estaria numa cadeira de rodas em menos de três anos, que eu deveria parar de trabalhar e fazer exercícios, que eu deveria eliminar da minha vida qualquer coisa estressante... o que significaria quase tudo. Perguntei-me se minha esclerose estava relacionada ao serviço militar ou a uma vacina que recebera anos antes. Qualquer que tenha sido a causa, a notícia me devastou e eu sucumbi a uma depressão profunda que durou meses.

Mas, após dissipar-se o choque de ser informado de sofrer de uma doença séria, comecei a tomar nota da minha situação. Sabia que tinha uma escolha a fazer: poderia passar o resto da vida sentindo pena de mim mesmo ou poderia ver minha doença como um chamado para agir. Naquele momento, tornou-se minha missão aprender tudo o que eu podia sobre EM. Fui atrás de médicos mundialmente reconhecidos e encontrei alguns excelentes. Mas sempre achei estranho o fato de meu médico, que me conhecia muito pouco, supor que podia facilmente determinar um plano para o resto da minha vida. Dei-me conta de que *eu* sou responsável por minha saúde. Hoje, em vez de deixar a esclerose controlar a minha vida, eu me esforço para controlar minha doença com alimentação saudável, exercícios e administração de medicamentos.

O aspecto da esclerose que me preocupava mais do que qualquer outro era a perda de funções cognitivas. Cerca de 34 a 65 por cento das pessoas com EM sofrem declínio cognitivo. Uma lição valiosa que aprendi sobre o funcionamento cognitivo e a EM tem a ver com autopercepção. Descobri, tanto pela minha experiência quanto pelas minhas conversas com terapeutas – e também com centenas de pacientes com EM –, que a disfunção cognitiva *percebida* tem muito pouco ou nada a ver com declínio objetivo. Na verdade, um déficit cognitivo percebido, como perda de memória ou perda de funções executivas, está altamente correlacionado com desgaste emocional, incluindo depressão. Estou convencido de que a habilidade de exercer certo nível de controle mental e aliviar o desgaste emocional pode ajudar qualquer um que tenha EM a melhor estimar o próprio funcionamento cognitivo. Para mim, aprimorar a autopercepção foi especialmente útil para reduzir a fadiga, uma companheira quase constante para qualquer um com a doença (todos nós nos sentimos cansados vez ou outra, mas, se você tem EM, está em um estado quase constante de fadiga cognitiva e física).

Trazer alguma positividade a uma condição como a EM é um processo contínuo. Todos os dias eu monitoro meu nível de estresse. Criei um círculo social de apoio que inclui família, amigos e outras pessoas que foram fundamentais em me ajudar a lidar com os desafios diários impostos pela doença.

Mas tenho convicção de que o modo como compreendemos nossa enfermidade importa em igual medida, se não importar mais, para se determinar o resultado final. E não estou sozinho nessa crença. Estudos mostram que a percepção de uma pessoa sobre sua condição tem uma relação direta com vários elementos importantes para a saúde, como seu nível de funcionamento e habilidade, uso de serviços de saúde, comprometimento com o plano de tratamento e até mortalidade. Existem até pesquisas que sugerem que o modo como vemos nossas doenças pode desempenhar um papel maior na definição do resultado final do que a gravidade real da doença.

Em geral, nossas percepções sobre doenças emergem das crenças que temos sobre elas e o que significam no contexto de nossas vidas. Embora eu ainda tenha minhas crenças pessoais sobre a causa da minha esclerose, ainda há muita incerteza. Será essa uma batalha para o resto da vida? Encontrarão uma cura? Como minha doença impactou minha família e meus amigos? Seja qual for minha resposta para essas perguntas, sei que é minha percepção da condição que, no fim, determinará o resultado. Tenho excelentes médicos e a felicidade de poder arcar com o melhor tratamento. Mas se uma recomendação de terapia ou tratamento não condiz com a percepção que tenho da doença, geralmente

Prefácio

não me atenho a ela. Ou, como um médico me disse certa vez: "Um tratamento que não leva em consideração o ponto de vista do paciente tende ao fracasso".

Foi por essas razões que agarrei a oportunidade de escrever o prefácio deste livro de meu grande amigo e médico, Brian Boxer Wachler. O Dr. Brian fez um trabalho de mestre ao explorar os alicerces da percepção humana e, com isso, ajuda-nos a entender nossas motivações e nossos comportamentos. Como um oftalmologista de ponta que realiza cirurgias oculares todos os dias, ele me ensinou bastante sobre percepção de doenças e por que manter uma perspectiva positiva é importantíssimo para a eficácia do tratamento e a resolução final. Sei, por experiência pessoal, que ele passa horas com os pacientes, fazendo perguntas para entender melhor como eles compreendem suas enfermidades. O Dr. Brian sabia do trabalho físico e psicológico que desenvolvi para lidar com minha condição. "Você tem um alto grau de Inteligência Perceptiva, Montel, pois você não se deixa esgotar por sua condição. Pessoas proativas conseguem administrar qualquer doença, não importa o quão devastadora ela seja", foi o que ele me disse.

As conversas do Dr. Brian o ajudam a identificar pacientes que possam estar sob risco de lidar mal com as exigências de suas condições e a encontrar e corrigir qualquer crença equivocada. Depois que a percepção do paciente acerca de sua doença se torna clara, Dr. Brian o auxilia a ajustar essas crenças para um rumo mais compatível aos tratamentos ou a uma resolução mais saudável.

A percepção de doenças é um campo relativamente novo. Os cientistas ainda não sabem como essas percepções se desenvolvem originalmente. E ler um livro como *Mentes manipuladas: seu cérebro pode estar te enganando* pode até complicar as coisas, talvez deixando o leitor menos certo de si. E adivinha só... isso é algo bom.

Uma lição importante que aprendi com minha vida e com o importantíssimo livro do Dr. Brian é que a mente humana não funciona do jeito que achamos que funciona. Muitos de nós prendemo-nos a crenças rígidas, atemo-nos a paradigmas antigos que não funcionam. Achamos que a memória é objetivamente verdadeira, embora ela não seja. Na verdade, qualquer memória é provavelmente distorcida, uma vez que é, em parte, moldada por nossa percepção. Observamos causa e efeito quando acidente ou correlação são os únicos fatores em jogo. Enxergamos a nós mesmos e o mundo de uma forma, mas no processo perdemos várias coisas, e uma delas é a oportunidade de autoaprimoramento.

Por vezes, acreditamos que vemos e compreendemos o mundo como ele é, mas nossa perspectiva é moldada por nossas experiências e dinâmicas internas, portanto, está sujeita às ilusões e aos vieses cotidianos. Há inúmeras maneiras de nossas percepções nos enganarem, mas este livro não é simplesmente um catálogo de falhas humanas. Em igual medida, ele ilumina estas percepções: qual sua origem, como se desenvolvem, por que sucumbimos a elas com tanta frequência e o que podemos fazer para aumentar nossa Inteligência Perceptiva. Como o Dr. Brian deixa claro neste livro, nós sempre teremos nossas percepções, por mais inexatas que elas sejam. A espécie humana nunca se tornará completamente iluminada em relação a isso. E, mesmo se isso fosse possível, haveria algum consenso sobre o que é uma "percepção iluminada"? Contudo, tenho esperança de que, ao lermos esta obra, descubramos todos como uma melhor compreensão de nossas percepções pode mudar o modo como enxergamos a nós mesmos e os outros. No fim das contas, *Mentes manipuladas: seu*

Prefácio

cérebro pode estar te enganando nos dá uma forma de espiar nossa própria consciência, permitindo que perfuremos o véu que cobre nossas mentes e vejamos o mundo de forma diferente. Isso não seria interessante?

Montel Williams[*]
Nova York, NY, 2017

---

[*] Apresentador de televisão e rádio norte-americano, ator e ex-militar condecorado pela Marinha dos Estados Unidos.

Introdução

"A realidade é meramente uma ilusão, embora seja uma bastante persistente."

— Albert Einstein

Em 2009, milhares de pessoas foram à Catedral de Santa Maria em Rathkeale, Irlanda, convencidas de que um enrugado toco de árvore do lado de fora da igreja apresentava a silhueta da Virgem Maria.[1]

Estimativas provenientes de várias pesquisas indicam que de 10 a 25 por cento da população mundial afirma ter tido uma experiência extracorpórea.[2]

De acordo com os relatórios do National UFO Reporting Center, cerca de sete mil objetos voadores não identificados são relatados anualmente em escala internacional.[3]

Seja você um cético ou não, a pergunta que provavelmente faz a si mesmo sobre as estatísticas acima é se esses fenômenos são reais ou meras ilusões. Todas essas pessoas tiveram mesmo essas experiências ou estavam todas revivendo os tempos do LSD? Se essas coisas realmente aconteceram, aqueles que as testemunharam interpretaram o evento exatamente como ocorreu? Ou estão tendo alucinações coletivas, talvez até enlouquecendo?

Os indivíduos que dizem ter enxergado a Virgem Maria em um toco de árvore, tido uma experiência extracorpórea ou visto um objeto voador não identificado (OVNI) têm uma coisa em comum: eles *acreditam fervorosamente e estão plenamente convencidos de que sua realidade é verdadeira.* Eles têm cem por cento de certeza de que o que viram era real, e é improvável que sejam convencidos do contrário, mesmo mediante explicações científicas ou lógicas.

Meu objetivo com este livro não é refutar ou mesmo contestar qualquer religião, espiritualidade ou fenômenos modernos (essas brigas são todas grandes demais para mim). Meu enfoque parte da famosa citação de Albert Einstein. Se a realidade é, de fato, só uma ilusão, por que é tão persistente? Por que nossas mentes aceitam uma ilusão como realidade tão prontamente? Indo além: há uma realidade mais tangível a ser encontrada por trás da ilusão?

Como um cirurgião e oftalmologista que tem dedicado sua carreira ao campo da correção ocular, sou fascinado pelas conexões entre nossos cinco sentidos (visão, audição, olfato, tato e paladar) e por como nossos cérebros os registram e interpretam para distinguir realidade de ilusão.

Tenho interesse no assunto desde quando era um calouro na Universidade da Califórnia, em Los Angeles, e tinha de decidir em quais disciplinas me matricular. Havia acabado de ser rejeitado por uma moça de quem gostava e estava no meu quarto pensando em uma maneira melhor de convidar garotas para sair. Era fascinado pelo modo como o cérebro operava, especialmente no gênero feminino. Na época em que cursava o ensino fundamental, peguei na biblioteca, em segredo, o livro *Are you there, God? It's me, Margaret* (Você está aí, Deus? Sou eu, Margaret) – uma sensação entre as pré-adolescentes americanas. Como um recém-universitário, fiquei particularmente intrigado pelo cérebro e pelo modo como as informações são recebidas e as percepções são formadas, então decidi estudar Psicologia, assim como Biologia. Minha graduação foi em Psicobiologia.

Introdução

Avancemos agora para 1999, início da minha carreira como oftalmologista. Eu tinha um paciente, um salva-vidas, interessado em fazer a cirurgia LASIK. Ao examiná-lo, contudo, descobri que ele sofria de ceratocone – uma doença na córnea que causava distorção visual – e que o problema era mais agudo em um olho do que no outro. Ele, porém, não tinha notado a discrepância entre os olhos. Por quê? Porque seu olho em melhor condição havia dominado de tal modo a visão que atenuava o impacto do outro. Embora ele não tivesse ciência do que estava acontecendo com sua visão, seu cérebro havia se adaptado à nova realidade para compensar o que, caso contrário, seria uma sobrecarga sensorial persistente e incômoda.

Se o cérebro é capaz de mudar fisicamente a percepção de nossa própria visão, comecei a questionar se ele poderia também alterar outros aspectos da realidade, de modo a adequá-los às nossas necessidades psicológicas. Por exemplo, se você testemunhasse um evento tão doloroso e emocionalmente difícil de enfrentar, poderia a sua psique adaptá-lo para melhor se encaixar à sua interpretação do mundo? Será que nossos cérebros – que desvendam fragmentos de fatos a cada segundo de cada dia – determinam o que é "real" para nos ajudar a sobreviver e perseverar?

Comecemos colocando as cartas na mesa. Podemos dizer com certeza que há, de fato, uma realidade tangível? Um sofá hoje ainda será um sofá daqui a um ano, mesmo que um pouco mais gasto (ainda mais se você tiver filhos e animais ou gostar de pizza). O sofá nunca se transformará em um cachorro. Porém, para um grupo seleto de pessoas, essas falhas de identificação visual são reais. Pessoas que sofrem de degeneração macular – a diminuição de visão no campo central, que pode ocasionar perda da visão central – podem sofrer alucinações de ordem não psiquiátricas, uma vez que o córtex visual do cérebro não consegue decodificar adequadamente os sinais vindos do olho e compensa isso substituindo-os por suas próprias imagens completamente formadas. O cérebro não só *preenche* a coisa sendo vista como também pode substituir imagens existentes por outras novas. Qualquer um que sofra da Síndrome de Charles Bonnet, uma condição médica caracterizada por alucinações visuais e frequentemente confundida com doenças mentais, é prova viva da máxima de que as coisas nem sempre são o que parecem[4] (discutiremos isso mais extensivamente no capítulo 7). Pessoas com essa síndrome podem ver de tudo, de padrões abstratos a pássaros, bebês e praias de areia branca. Contudo, as pessoas que têm essas alucinações sabem que elas são ilusões, não delírios psiquiátricos.

A realidade da degeneração macular e da Síndrome de Charles Bonnet levanta uma questão interessante: seria nossa visão "normal" também uma imagem ilusória? Se cem pessoas enxergarem um pato, mas uma pessoa enxergar um rato-do-deserto, podemos ter certeza quase absoluta de que essa pessoa está imaginando coisas (ou está completamente insana). Mas e se cinquenta por cento das pessoas olhando para o pato enxergarem o rato-do-deserto? Estariam todas alucinando ou haveria uma doença contagiosa criando em massa distúrbios mentais, como esquizofrenia? Ou, assim como com as pessoas que viram a Virgem Maria em um toco de árvore, há algo mais ocorrendo para que tanta gente veja um rato quando há evidências irrefutáveis (como fotografias) de que se trata de um pato?

Neste livro, exploraremos a habilidade do cérebro de interpretar e compreender o mundo, o porquê de nem sempre nossos sentidos condizerem com a realidade e como podemos influenciar o mundo ao nosso redor por meio de percepções internas e externas. De fato, nem tudo é exatamente o que parece, e muitos fatores influenciam nossas percepções. Uma condição médica conhecida como sinestesia pode fazer uma pessoa literalmente enxergar música ou degustar sons[5] (outra forma de sinestesia liga objetos como cores e números a uma percepção sensorial, como cor ou sabor). Sabe-se que mesmo um resfriado comum, que afeta olhos, ouvidos, nariz e garganta – para não falar do cérebro, quando nossas cabeças estão cheias de catarro e congestão nasal –, é capaz de distorcer nossa percepção sobre eventos cotidianos. Quando estamos mal por causa de uma gripe, nossa percepção do mundo ao nosso redor parece tão enevoada que podemos ter perspectivas pessimistas sobre eventos que normalmente veríamos de forma otimista.

Há também a privação de sono. Qualquer pessoa que sofra de insônia ou qualquer pai ou mãe de um recém-nascido lhe dirá que a percepção de mundo dele ou dela está completamente fora dos trilhos e que as memórias após as noites insones parecem distorcidas e surreais. E não precisamos recorrer a nenhuma investigação criminal, evidência forense ou pesquisas informais para saber como o álcool e as drogas limitam nossos sentidos e diminuem nosso senso crítico quando estamos sob seus efeitos.

O debate em torno do conflito entre percepção e realidade é atraente. Todos processamos a realidade com os próprios filtros perceptivos. Duas pessoas podem ouvir uma mesma conversa e chegar a intepretações completamente diferentes do que ocorreu, ambas igualmente convencidas de que estão certas. Simpatizantes de partidos políticos adversários assistem ao mesmo debate na televisão e têm visões perfeitamente opostas do desempenho dos candidatos. Um júri de doze pessoas acompanha, por semanas, um julgamento criminal, vendo e ouvindo as mesmas evidências e testemunhas, e ainda assim pode ficar dividido para determinar se o acusado é culpado ou não.

Como todas essas realidades conflitantes podem coexistir e ainda serem chamadas de "*a* realidade"? Nós criamos realidades com base em nossas peneiras altamente específicas. Em outras palavras, nós *operamos no mundo que percebemos*.

A realidade para um falcão-peregrino é ficção para uma salamandra cega do Texas. Um búteo-de-cauda-vermelha habita um mundo inimaginável para uma toupeira-nariz-de-estrela. Os seres humanos têm uma abordagem única para a realidade, determinada por sua criação, psicologia, biologia, genética, hábitos e memórias, só para listar alguns dos fatores de influência. A perspectiva do Papa sobre a vida após a morte é completamente diferente da do grande físico teórico Lawrence Krauss. E, ainda assim, cada um tem plena certeza de que seu ponto de vista é o correto. Seria o Papa uma pessoa com a visão ofuscada pela fé? Seria o Dr. Krauss alguém que se fecha para qualquer ideia que não seja estritamente baseada em evidências? Todos criamos nossa própria versão do mundo, que é diferente da de qualquer outra pessoa. E como não ser assim? Trata-se de uma versão formada pela *nossa* percepção. Geralmente moldamos nossas percepções como massinha para que se encaixem na história que criamos para nossas vidas. Mas, algumas vezes, nossas percepções trabalham nos bastidores, moldando nossos pensamentos e comportamentos como se estivéssemos dormindo ao volante.

Claramente, nossos sentidos nos conectam ao mundo, mas, se nossas percepções moldam nossa visão da realidade, então também estamos conectados a um mundo fabricado. Teríamos em algum momento como discernir o que é do que *não é*?

Muitas espécies de animais têm uma visão do mundo que para nós é inconcebível. Possuímos uma única lente em cada olho, mas alguns insetos podem ter até 25 mil, dependendo da espécie[6] (imagine só se tivéssemos tudo isso!). Que impacto 25 mil imagens simultâneas têm na percepção de uma mosca sobre o mundo? Da mesma maneira, nosso limiar de percepção de intermitência – a frequência na qual um pulso de luz intermitente parece uma única luz contínua – é de cinquenta imagens por segundo. Qualquer coisa a um ritmo mais lento é capturada uma imagem por vez, ao passo que coisas nesse limiar aparecem como um movimento contínuo. Já as galinhas não enxergam movimento contínuo até que a velocidade chegue a cem intermitências por segundo,[7] e as moscas, a trezentas intermitências por segundo. Para esses animais, o que a gente chama de "filme" é uma apresentação de slides bem tediosa.

Como nós, humanos, compreendemos nossas experiências? Como a mente humana vai além de meros reflexos do que encontra? Ao contrário dos tubarões, nunca seremos capazes de detectar os pulsos elétricos fracos e distantes de um peixe moribundo ou o cheiro de uma gota de sangue em meio a milhões de gotas de água a meio quilômetro de distância. Mas temos uma vantagem: nossa capacidade de raciocinar. É a nossa barreira entre ilusão e realidade.

O QUE É INTELIGÊNCIA PERCEPTIVA?

Já vi diferentes definições de Inteligência Perceptiva (IP), mas gosto de pensar nela como *o modo como interpretamos e, ocasionalmente, manipulamos nossas experiências para distinguir fantasia de realidade.* A IP depende muito de nossos sentidos e instintos, mas é frequentemente influenciada e distorcida por nossas emoções e memórias. Assim como outras formas de inteligência, algumas pessoas têm IP maior do que outras. Contudo, a IP é uma habilidade que se adquire. Começa com a consciência e requer prática antes de se tornar um hábito. Então, você pode às vezes reagir exageradamente a uma situação ou circunstância de início, mas, com o conhecimento adequado e uma perspectiva diferente, será capaz de se perguntar: "Estou interpretando a situação corretamente e fazendo a melhor escolha possível?".

No excelente livro *The user's manual for the brain* (O manual de instruções do cérebro), os autores Bob G. Bodenhamer e L. Michael Hall escrevem: "O problema nunca é a pessoa, nunca a experiência, nunca aquilo por que passamos. O problema é sempre o enquadramento, sempre o filme mental, sempre os quadros rápidos rodando no filme".[8] É como interpretamos o que acontece conosco. Se um pássaro com excelente mira usa minha cabeça para praticar tiro ao alvo, eu poderia me irritar ou simplesmente dizer: "É sinal de boa sorte" (algo que aprendi com meu pai, que nasceu no Brooklyn, em Nova York).

Quando temos uma vaga lembrança de um incidente doloroso, qual é o propósito disso? Por que se dar ao trabalho de manter aquela percepção potencialmente incorreta de um evento quando você pode fazer algo de bom surgir disso? É aí que entra em jogo a mira precisa da Inteligência Perceptiva. Uma IP bem desenvolvida pode identificar e neutralizar uma noção falha que tenta sabotá-lo. Ter uma boa IP é reconhecer que sua mente é mais maleável do que você pensa e pode ser moldada e retrabalhada de acordo com as necessidades. A IP pode ser aprimorada, assim como qualquer outra habilidade; é como dirigir um veículo, praticar um esporte ou aprender a tocar um instrumento.

Muitas pessoas passaram por incidentes traumáticos e tomaram decisões baseadas nessas experiências. Suas perspectivas sobre esses eventos moldaram suas vidas para rumos positivos ou negativos. Não foram os incidentes em si que determinaram isso, foram as *percepções* de cada indivíduo sobre seus respectivos incidentes e o modo como eles reagiram depois que moldaram seus futuros. Os sobreviventes "heroicos" que vemos na televisão ou sobre os quais lemos nos livros simplesmente foram capazes de aplicar princípios da IP, superando a condição das quais foram vítimas.

MOLDANDO SUA INTELIGÊNCIA PERCEPTIVA

Como disse, a IP é uma habilidade que se aprende, que requer prática antes de virar um hábito. Às vezes, você pode se pegar inicialmente reagindo de forma desfavorável a uma situação. Em vez de se agarrar à interpretação negativa, você pode interromper e se perguntar: "Essa é a melhor escolha?". Se não for, você pode recorrer à sua IP, mudar sua perspectiva e buscar uma resolução mais favorável.

Meu principal objetivo ao escrever esta obra é ajudá-lo a encontrar seu próprio momento "a-há!" em relação ao modo como você percebe o mundo e reage a ele de dentro para fora. Espero sinceramente que, ao me seguir nessa jornada, você encontre uma compreensão elevada e iluminada do mistério que é a percepção humana e melhore suas decisões baseando-se no que seus sentidos e intuição lhe dizem. Nos capítulos a seguir, mostrarei que entender e otimizar a IP é a chave para o que se esgueira detrás de seus pensamentos, comportamentos e sentimentos. Você aprenderá (não necessariamente nesta ordem):

- por que algumas pessoas não resistem a um "café de cocô de gato", que custa 100 dólares a xícara;
- como o cérebro nos ajuda a compreender o mundo;
- quando a mente está nos ajudando a sarar e quando está fazendo mais mal que bem;
- por que nos prendemos às nossas ilusões;
- por que sentimos a obrigação de "retribuir um favor";
- o que, de fato, acontece quando vemos alienígenas no meio da noite;
- como a baixa IP nos ajuda a apreciar mais a arte;
- por que algumas pessoas veem Jesus no cereal matinal;
- como uma IP inflada pode influenciar a IP das massas;
- por que alguns atletas e times parecem só vencer e outros parecem só perder;

- como a reciprocidade toma conta de nossas percepções;
- como as personas das celebridades nos manipulam;
- por que as ideias de Mark Twain sobre masturbação revelam sua alta IP;
- por que Kim Kardashian West tem tanto impacto social;
- como seitas fazem lavagem cerebral em pessoas;
- por que nossas percepções de tempo se distorcem com tanta frequência;
- quando ouvir o nosso instinto.

Ao longo do livro, incluí exemplos e estudos de caso de pessoas com IP extraordinária e outros exemplos que talvez façam o leitor rolar de rir. Por fim, no capítulo 16, você encontrará um teste que o ajudará a determinar se você tem IP alta ou baixa, assim como alguns métodos para aumentar sua IP.

Daqui a cem anos, talvez nem reconheçamos mais a ciência que é praticada hoje. É quase certo que até lá teremos mapeado o cérebro por completo, mas talvez ainda não estejamos nem um pouco mais perto de entender como percebemos o mundo. De alguma forma, todo dia nós transformamos o inconcebível em concebível, como toda criatura viva faz à sua própria maneira inimitável. Como veremos no próximo capítulo, tudo começa com o cérebro humano.

Aperte os cintos e prepare-se para o impacto.

1

O posto da percepção

Os alicerces neurológicos da Inteligência Perceptiva

Você está andando sozinho em uma floresta tarde da noite, sob ventos fortes. Você já esteve nessa floresta várias vezes e conhece o caminho, mas nunca o percorreu sozinho e muito menos após escurecer. Você chega a um espaço aberto e vê algo atípico mais adiante. Está no meio do caminho, então você avança cuidadosamente, espremendo os olhos na escuridão para determinar o que se esgueira por ali. De repente, você congela ao ver o vulto assumir a forma de um animal grande, cuja pele brilha sob a luz do luar. Consegue sentir os olhos reluzentes dele sobre você, medindo-o e preparando-se para o ataque. Presas afiadas como uma navalha ficam à mostra. A criatura se aproxima, e seu coração dispara enquanto você tenta decidir se sua reação será de luta ou fuga. Logo antes de você começar a correr, a criatura dá o bote e seus reflexos entram em ação para proteger seu rosto. Você grita a plenos pulmões até perceber que estava sendo aterrorizado por um saco de lixo cheio de folhas e gravetos que fora arrastado pelo vento. Ao jogar o entulho de lado, você ri de si mesmo por ter pensado que esse saco de lixo idiota fosse um animal monstruoso. E segue seu caminho.

Mentes manipuladas

Nessa história, em que fase sua percepção de um animal se originou? Você esperava ver algo perigoso porque estava sozinho nessa floresta escura pela primeira vez? Quando o objeto apareceu pela primeira vez no seu campo de visão, você ficou tenso e com medo?

Nessa situação, confundir o saco de lixo com outra coisa é sinal de uma IP fraca. Desde o começo, o objeto ameaçador era apenas um saco plástico cheio de folhas e gravetos. Era inofensivo, mas, devido à falta de luz, você não pôde discernir o que era. Em seguida, sua imaginação entrou em ação, preenchendo as lacunas de detalhes. Inúmeras memórias podem ter sido usadas, criando-se mensagens subliminares: talvez você tenha assistido a um filme de terror no qual alguém é atacado na floresta por um animal horrendo; talvez você tenha visto alguma notícia de que havia um predador solto naquela região; talvez, quando você era criança, sua mãe o tenha alertado para nunca andar pela floresta sozinho porque um parente havia sido machucado por um animal selvagem nela; ou, o que é bastante comum, talvez a floresta evocasse imagens sinistras de contos de fadas como *Chapeuzinho Vermelho* ou clássicos literários como *A lenda do cavaleiro sem cabeça*.

Cada indivíduo percebe as coisas de maneira diferente. As mesmas circunstâncias podem produzir interpretações radicalmente diferentes, dependendo da IP do sujeito. Uma pessoa que estivesse na mesma situação que você poderia ter determinado de imediato que o saco era um objeto inofensivo assumindo a forma de um animal. No entanto, outra pessoa poderia ter entrado em pânico, cerrando os olhos e permanecido com eles fechados de tanto medo. O saco plástico e seu conteúdo acertariam seu rosto diretamente, causando arranhões e hematomas; o indivíduo, aterrorizado, sairia correndo e depois escreveria uma história na internet sobre o ataque que sofrera de um monstro sobrenatural.

O posto da percepção

Neste capítulo, vamos explorar o mundo da percepção humana: o que significa, como e onde ela se origina e de que modo o cérebro funciona e tenta dar sentido às coisas.

ESTAMOS TODOS PRESOS EM UMA MATRIX?

Em 1999, Andy e Larry Wachowski criaram um filme de ficção científica chamado *Matrix*, um enorme sucesso estrelando Keanu Reeves como Neo, um homem que descobre que o mundo em que vivemos não é real.[9] A sociedade humana é, na verdade, parte de uma enorme simulação de computador, e a energia das pessoas está sendo usada para alimentar máquinas que governam o "mundo real". Quando estão na Matrix, tudo o que os humanos vivenciam é de uma veracidade convincente: eles podem ver, ouvir, sentir, tocar, cheirar e degustar tudo. Suas memórias e emoções vêm do que ocorre dentro da Matrix, e essa tem sido sua percepção da realidade por anos... Então, Neo se une a uma rebelião e passa a lutar pela libertação das mentes e dos corpos da humanidade, de modo que todos venham para o mundo real, por mais sombrio e precário que ele seja.

O produtor executivo Andrew Mason resumiu o filme da seguinte maneira: "É a questão de se o que estou vivenciando agora é ou não real".[10] *Matrix* é, claro, apenas uma ficção científica (assim espero; caso não fosse, teríamos como provar?), mas a noção de que talvez não tenhamos controle de nossas percepções ou que não estejamos vivendo na "realidade verdadeira" é fascinante. Assim como na história do saco de folhas, podemos ser enganados tão facilmente?

Nossos cérebros são, obviamente, nossa matriz (ou deveríamos escrever com "x"?) principal e, portanto, continuamente vitais para nossa percepção do mundo ao redor. O resto do corpo envia dados ao cérebro – de dor a prazer e tudo o mais – que, em seguida, reage interpretando-os. O cérebro não só nos diz como e se devemos reagir, mas também armazena a informação para recordações e análises futuras.

O cérebro é um órgão, portanto pode ser dissecado, medido e estudado. Mas há também algo a que nos referimos como "a mente", que desperta a nossa consciência. Diferente do cérebro, a mente transcende a matéria e não é quantificável. O neurocientista Sam Harris diz que ela determina "como é ser você".[11] Diferentemente de um rim, um coração ou um pulmão, você não pode fazer um transplante de consciência de uma pessoa para outra.

As grandes questões são: qual é o papel da *mente* na percepção e na IP em comparação ao papel desempenhado pelo cérebro? Seria a mente o posto da percepção dentro do cérebro? Talvez seja algo microscópico ou até invisível, localizado num lobo ou numa sinapse? Ou será que a residência dela fica em outro lugar?

Essas questões tornam-se ainda mais complicadas quando adicionamos o corpo à equação. Às vezes, pode parecer que o corpo nada mais é do que o chofer do cérebro. No entanto, estudos recentes no campo da neurociência apontam para a hipótese bastante convincente de que o cérebro e o sistema nervoso estão tão interligados por uma teia complexa de receptores e conexões que é absurdo tratá-los como entidades separadas, como é feito na visão mais cartesiana de corpo. Portanto, qualquer explicação de IP fundamenta-se no argumento neurobiológico de que, embora mente e corpo sejam interdependentes, a mente não é o cérebro. Ao demonstrar a veracidade dessa afirmação, talvez consigamos identificar a fonte da IP, sem a paranoia de estarmos presos a uma Matrix que dirige o espetáculo cósmico.

ABRINDO AS PORTAS DA PERCEPÇÃO

Na introdução deste livro, defini a Inteligência Perceptiva como "o modo como interpretamos e, ocasionalmente, manipulamos nossas experiências para distinguir fantasia de realidade".

Mas o que, exatamente, a palavra "percepção" significa nesse contexto?

Entre as definições do dicionário *Michaelis* para "percepção", estão: "capacidade de distinguir por meio dos sentidos ou da mente" e "qualquer sensação física manifestada através da experiência".[12] Temos aí uma boa base, mas que sequer começa a explicar o papel que a percepção tem, uma vez que a *interpretação* é baseada numa miríade de fatores alheios a nossos sentidos – como intuição, experiências pessoais, senso de ritmo, senso de oportunidade e assim por diante.

Interpretar o que vivenciamos, então, requer algo maior do que única e exclusivamente percepção. Quando percebemos algo – como o objeto assustador na floresta assombrosa –, isso não quer dizer de modo algum que tenhamos alcançado a precisão. A percepção envolve dados imediatos, crus e sem filtros que entram em nossas mentes antes de serem processados em forma de pensamento e ação. Assim que interpretamos o objeto como algo de pele brilhante, olhos reluzentes e presas afiadas, nossas mentes realizam um salto extraordinário, e a percepção transforma a nossa conclusão em uma nova realidade particular. Receberíamos um zero no quesito IP nesse caso.

No livro *Investigação sobre a mente humana segundo os princípios do senso comum*, o filósofo escocês Thomas Reid examinou o conceito de imediação e propôs que o processo de percepção precisava incluir alguma ideia ou noção do objeto percebido:

Portanto, se atentarmos para o ato mental que chamamos de percepção de um objeto externo sensível, encontraremos três coisas: primeiro, alguma noção ou conceito do objeto percebido; segundo, convicção e crença fortes e irresistíveis quanto à sua atual existência; terceiro, que essa convicção e crença são imediatas – e *imediadas* – e não são produto da razão.[13]

Mesmo quando somos bebês, sentimos e reconhecemos objetos em suas formas imediatas, o que nos permite criar uma experiência imediata/imediada. Dessa maneira, convencemo-nos da realidade de um objeto percebido. Após essa percepção se conectar com as sensações – funções diretas do cérebro –, a experiência dos sentidos cria uma conexão com os modelos mentais do cérebro.

Imagine que esteja cheirando uma rosa. Embora a fragrância seja meramente uma percepção, ela se torna uma sensação quando notamos que a rosa tem um cheiro bom (a não ser que você seja alérgico a rosas, claro). O olfato pode ser um veículo para sensações prazerosas ou incômodas. A sensação depende do simples ato de cheirar, ao passo que a percepção depende da interpretação do aroma. Se você achar que cruzará com rosas no seu caminho daqui a uma semana, consegue já antecipar certo aroma agradável – e se por acaso for alérgico a rosas, você fará um caminho diferente para evitar uma visita ao alergista. Essas duas variações de respostas são os princípios básicos da IP em ação.

Se uma árvore cai
(ou "como ganhar uma dor de cabeça filosófica")

Este é um quebra-cabeça filosófico e científico, proposto em 1710 pelo filósofo irlandês George Berkeley, que vem sido debatido há séculos: "Se uma árvore cai e não há ninguém por perto para ouvir, ela ainda assim faz barulho?". A resposta é, sem dúvida, "sim", mas isso porque trapaceei. Desculpe, mas precisava demonstrar algo: "ninguém" dá a entender que estamos falando de pessoas, mas certamente animais são capazes de ouvir, então o som da árvore caindo com certeza é detectável pelas criaturas não humanas nas redondezas. Mas um som precisa ser fisicamente notado por um *ser vivo* para ser real? Filósofos continuam a debater essa questão – especialmente os obcecados com o conceito de que nossos sentidos existem apenas nas nossas mentes –, mas muitos físicos recorrem aos princípios da mecânica para obter uma resposta mais simples: sons são produzidos quando uma fonte de energia faz moléculas (como as do ar ou da água) vibrarem, produzindo-se uma onda molecular. Então, a resposta técnica, do ponto de vista científico, é "sim".[14] Qualquer árvore que cair sempre produzirá um som, mesmo que nenhum de nós (ou algum animal) esteja lá para registrá-lo, porque a onda molecular foi produzida.

Vamos levar essa perspectiva mais adiante. Nós temos uma ideia geral do som que uma árvore faz ao cair. Se nos depararmos com uma árvore que caiu quando não havia ninguém por perto, ainda saberemos que o barulho ocorreu, porque nossa memória sonora – que reconhecemos como uma realidade por causa de nossa audição e talvez por sentirmos a vibração ao mesmo tempo – entra em ação. Nossa mente interpreta o som que deve ter ocorrido porque nós conhecemos o barulho que uma árvore faz ao bater no chão, tendo-o aprendido graças a uma variedade de fontes potenciais, como ocasiões passadas em que testemunhamos uma árvore caindo na floresta ou mesmo em gravações de algo do tipo (em filmes, na TV ou mesmo no rádio). Na verdade, nunca concebemos uma ocasião em que uma árvore caindo *não* faz barulho.

SOBRECARGA SENSORIAL

Visão, audição, olfato, tato e paladar: todos esses sentidos são tão importantes que cada indivíduo tem uma parte do corpo encarregada de cada um deles (olhos, orelhas, nariz, pele e boca). Nosso mundo é repleto de estímulos, e nossos sentidos reagem a eles de maneiras voluntárias e involuntárias. Podemos sentir o odor das flores no nosso caminho ou podemos vê-las, deliberadamente ir até elas, aproximar nossas narinas delas e respirar a fragrância à vontade.

Certamente você está se perguntando como esse processo funciona. Ele requer uma reação complexa de um ou de vários sentidos, operando simultaneamente ou em momentos diferentes, para tornar algo perceptível. Nossos órgãos e sistemas sensoriais contêm células receptoras que detectam sensações físicas.[15] Há receptores gerais, localizados por todo o corpo; receptores especiais, que incluem receptores químicos no nariz e na boca; fotorreceptores nos olhos e mecanorreceptores nas orelhas. Essas células receptoras registram o estímulo, convertendo sua energia em um sinal eletroquímico que passa informação sobre o estímulo ao cérebro por meio do sistema nervoso.

A partir disso, esses sinais são conduzidos a uma área de processamento primário, na qual as características iniciais da informação são compostas de acordo com a natureza original do estímulo (ou seja, se é um cheiro, um sabor, um toque etc.). Em seguida, a informação, já modificada, é transmitida ao tálamo, uma estrutura no centro do cérebro relacionada a sinais sensoriais e motores[16] (e também à regulação da consciência e do sono).

O tálamo exerce a função fundamental de porteiro para nossos sentidos, determinando quais sinais chegam ao córtex cerebral. Para que possamos ver, por exemplo, a retina precisa mandar um sinal ao tálamo pelos nervos óticos; é lá que dados antigos se conectam a informações novas para formar uma mensagem, que é, então, transportada ao córtex visual do cérebro.

Não nos esqueçamos do neocórtex, uma parte importantíssima do córtex cerebral que ajuda a controlar funções como percepção sensorial, comandos motores, noção espacial, pensamento consciente e, no caso dos humanos, linguagem.[17] Alguns estudos indicam que o neocórtex é o responsável pelas diferenças entre o modo como cada um de nós percebe o mundo ao nosso redor.

Parece simples, não é? Mas há muito mais a saber sobre o cérebro do que pode parecer.

O cérebro faz a percepção ou a percepção faz o cérebro?

Eis aqui algo a se pensar: quase tudo que percebemos pode não ser nada mais que uma simulação mental interna do mundo externo, criada a partir de amostras de dados coletados por nossos sentidos. Agora, antes que você fique incrédulo e erga as sobrancelhas, entenda que isso não é uma teoria *new age* em alta, mas um conceito científico amplamente defendido.

Em outras palavras, estamos novamente numa Matrix, mas não uma realidade falsa fornecida por máquinas. A realidade é real, mas o que vemos, ouvimos, cheiramos e tocamos está só nas nossas cabeças, cortesia da "máquina de realidade virtual embutida" em nossos cérebros, de acordo com a descrição feita por Bahar Gholipour, diretor do site Braindecoder.com. Há, claro, muitos neurocientistas que talvez discordem dessa noção.

Qualquer que seja o caso, parece haver um consenso entre cientistas que estudam o cérebro que tanto informações sensoriais quanto nossos modelos mentais têm um papel crucial no nosso modo de compreender o mundo. Desde os primeiros momentos da vida, nossos cérebros adquirem experiência e constroem imagens como uma forma de prever futuras interações com o ambiente.

Esse é um jogo de sobrevivência primitivo. Nossos cérebros não podem simplesmente processar cada minúcia e detalhe das bilhões de mensagens sensoriais, então recorremos às nossas experiências passadas para preencher as lacunas e acelerar o processo ou criar conclusões baseadas na emoção. Por exemplo: você vê luzes vermelhas no retrovisor enquanto dirige e supõe que sejam de um carro de polícia, porque você ignorou uma placa de "pare" pouco antes disso. Seu coração começa a acelerar, pois você já foi multado há alguns meses e mais uma multa poderia deixar sua habilitação à beira da suspensão. Levaria tempo demais avaliar todas as mensagens sensoriais nessa circunstância, mas vamos resumir e dizer que sua mente o enganou e reduziu sua IP. As luzes vermelhas piscantes eram de uma ambulância. Certamente não é um exemplo de uma IP à prova de balas.

Como estamos consciente e inconscientemente fazendo juízos baseados em tantas informações – muitas vezes sem que nossos sentidos façam uma consulta devidamente recente ou completa –, é razoável crer que a maior parte da nossa percepção é convertida em fabricações mentais, embora tenhamos a sorte ocasional de nos depararmos com uma conclusão precisa (ou precisa o suficiente). Nossa habilidade para reconhecer como e quando nossos cérebros mexeram nas nossas percepções é o que possibilita que cultivemos nossa IP e controlemos nosso senso de realidade.

O QUE É O CÉREBRO?

Você pode achar que sabemos muito a respeito do cérebro humano. Afinal, pesquisas sobre o assunto só aumentam. Desde 2015, tanto os Estados Unidos quanto a União Europeia lançaram novos programas para melhor entendê-lo. A tecnologia para registrar atividades cerebrais está melhorando a um ritmo revolucionário.

O posto da percepção

Cientistas estão finalmente começando a compreender a enorme complexidade de doenças que afetam o cérebro e como tratá-las. Na Universidade Estadual de Ohio, cientistas usaram células da pele para desenvolver um "minicérebro" – um organoide – que é geneticamente equivalente ao cérebro de um feto humano e pode ser usado para combater e prevenir o câncer e o autismo, assim como a doença de Parkinson, o Alzheimer e várias outras debilitações neurológicas.[18] Tudo isso junto à Iniciativa de Pesquisa sobre o Cérebro por Avanços em Neurotecnologias Inovadoras (também conhecida como a iniciativa BRAIN, do inglês Brain Research through Advancing Innovative Neurotechnologies), criada para "acelerar nossa compreensão do cérebro no nível de seu circuito neural" e "desenvolver um entendimento fundamental do cérebro".[19]

No entanto, conforme publicação do *The New York Times* em 2014, o volume crescente de informações sobre o cérebro demonstra o paradoxo do progresso: todos esses avanços só mostraram que de fato sabemos muito pouco.[20] É como a fala atribuída a Sócrates: "Só sei que nada sei". Afirmar que o cérebro é complexo não chega perto de fazer jus à sua complexidade. O cérebro humano médio tem cerca de noventa bilhões de neurônios que formam cem trilhões de conexões ou sinapses. Diante de qualquer coisa tão complicada assim, sempre haverá perguntas sem respostas.

O resumo neurológico que fiz anteriormente neste capítulo explica o passo a passo simplificado da percepção cerebral de uma forma técnica, e isso nos ajuda imensamente a compreendê-la sob uma perspectiva médica; profissionais de saúde identificam e tratam doenças que afetam esses sistemas diariamente. No entanto, ainda há muito que não sabemos a respeito dos *comos* e *porquês* da percepção cerebral ou dos momentos entre um passo e outro. Para a neurologia, o cérebro é uma eterna brincadeira de esconde-esconde.

Mentes manipuladas

Embora nossos cérebros estejam constantemente interpretando estímulos, não somos computadores ou robôs.[21] Na verdade, não há nada concreto no modo como nossos cérebros lidam com o fluxo ininterrupto de mensagens; eles sentem as ondas eletromagnéticas não como ondas, mas como imagens e cores. Quando você olha para o celular, não vê conscientemente o comprimento de onda de todas as diferentes cores na tela (ou pelo menos espero que não; caso você veja, certamente há instituições que gostariam de estudá-lo de forma um tanto invasiva). Quando você ouve uma música, não fica feliz por causa da amplitude e da frequência dos sons. Quando entra no restaurante e sente o cheiro do que o *chef* está preparando na cozinha, você pensa: "Uau! Esses componentes químicos dissolvidos no ar que chegaram ao meu senso olfativo são muito prazerosos"? É claro que não. Você espera uma ótima refeição. Nossas percepções criam atalhos porque isso é mais eficiente. Cores, sons, odores e sabores são os produtos finais de nossas experiências sensoriais.

O cérebro tem um trabalho aparentemente impossível: incorporar estímulos externos a informações autogeradas. Isso pode não parecer grande coisa, mas ajuda a iluminar a distinção que fazemos entre nós e o mundo. É o princípio de como o cérebro organiza o *tsunami* de dados vindos do mundo externo e como atribui significado a eles.

Isto é, afinal, parte da função do cérebro: criar uma imagem do mundo a partir de estímulos e conectá-la ao que lembramos, precisamos e queremos. Ao se examinar o sistema nervoso com base nas sensações que entram no cérebro e nas ações que saem dele, é de se imaginar que haja alguma forma de inteligência no meio de toda essa ação dando um jeito em tudo. Mas por que um órgão que parece tão lógico tem tanta dificuldade com IP e em distinguir o que é real do que não é?

O posto da percepção

No próximo capítulo, vamos examinar o incrível poder do cérebro de nos fazer sarar quando nos concentramos nas percepções e nos pensamentos certos... E como nos tornamos neuróticos incorrigíveis quando permitimos que nossos medos usurpem a complexa conexão entre corpo e mente.

2

Mente sobre (e sob) a matéria

Autorrecuperação e autossabotagem

Se você é uma das milhões de pessoas que sofrem de dor nas costas e outros males crônicos, provavelmente já teve o seu problema ignorado por vários colegas, familiares e até amigos, que disseram repetidas vezes que "isso é coisa da sua cabeça". Como se ajudasse muito, não é? Enquanto isso, a dor chata nas suas costas é tão aguda que você não consegue sentar-se, levantar-se, exercitar-se, não consegue nem dormir. Parece muito que é coisa do seu corpo, isso sim.

De acordo com uma pesquisa realizada em 2008, aproximadamente 86 bilhões de dólares são gastos anualmente em cirurgias e medicações sem prescrição – além de em incontáveis visitas a quiropráticos, osteopatas, acupunturistas, iogues, mestres de Reiki, massagistas suecas e toda sorte de especialistas – para tratar dores crônicas nas costas e no pescoço.[22] Sei que muitas pessoas obtêm um alívio temporário significativo, e eu jamais questionaria o excelente trabalho de um profissional de saúde, mas será que essas pessoas que sofrem de dores no pescoço e nas costas estão, no geral, melhorando? Seria possível nos livrarmos de nossas dores só com a força do pensamento?

A HISTÓRIA DE MONTEL

No prefácio deste livro, Montel Williams relatou seus anos de batalha contra a esclerose múltipla, uma doença particularmente difícil de tratar, embora 2,5 milhões de pessoas atualmente sofram dela.[23] Montel não é de forma alguma a primeira celebridade a receber tratamento para EM: o falecido comediante Richard Pryor, a atriz Teri Garr, a escritora Joan Didion, o cantor *country* Clay Walker e muitos outros sofreram dessa condição.[24] Mas seja você uma celebridade ou não, os sintomas da EM são bastante reais, e os caminhos para uma solução podem ser, de fato, penosos.

Eu não poderia estar mais contente com as novidades encorajadoras relatadas por Montel. Sem dúvida, ele seguiu sua programação com muita disciplina e dedicou-se ativamente à redução do estresse (que é absolutamente fundamental para aliviar os sintomas da EM, sem contar a maioria das demais mazelas). Ele também tem a felicidade de ter um maravilhoso círculo de amigos e familiares para apoiá-lo. Mas, pelo que observei, o aspecto mais importante de seu sucesso na luta contra essa terrível doença foi a sua *percepção* sobre ela, que possibilita que ele mantenha o pensamento positivo e continue sendo proativo na manutenção de sua saúde. Montel tem uma alta IP quando se trata de confrontar sua doença, estabelecer suas prioridades, cuidar de suas questões de saúde, buscar a atenção plena e, acima de tudo, não ceder a "realidades falsas": de pensamentos negativos e tristezas derrotistas a tratamentos médicos arriscados.

A crença de que ficar atento às suas percepções pode ajudar a atenuar uma ampla gama de problemas médicos não é só conversa fiada. Inúmeros estudos mostram que o cérebro humano é capaz de verdadeiros milagres, e alguns dos melhores médicos do mundo em diversos campos começaram a incluir essa filosofia em seus tratamentos, adicionalmente à medicina tradicional.

Mas como exatamente essa conexão entre mente e corpo funciona? E como podemos desenvolver e aumentar nossa IP para melhorar a nossa saúde e evitar ilusões danosas a ela?

HORA DE SER *SUPERSEXY*

Talvez você tenha ouvido falar de Kris Carr, uma atriz e fotógrafa que, em 14 de fevereiro de 2003, dia dos namorados nos Estados Unidos, descobriu que seu fígado estava repleto de lesões cancerosas. Disseram a ela que não havia cura para esse tipo raro de câncer (de nome gigantesco e técnico, então melhor usar sua sigla: EHE) e que, na melhor das hipóteses, os tratamentos apenas adiariam o inevitável.[25] Embora ela não possa ser curada e a doença seja inoperável, Kris tem vivido uma vida alegre e saudável já há mais de uma década desde aquele fatídico dia. Como ela faz isso? Encarando a vida de um modo *supersexy*, o que ela detalha em seus vários livros, incluindo *Crazy sexy cancer tips* (Dicas de câncer *supersexies*),[26] e retrata no documentário que ela própria dirigiu, o qual leva o mesmo nome.

Kris propõe um tipo especial de atenção plena, por meio do qual ela não permite que o câncer a abale e ao qual se refere como um catalisador de mudança. O aspecto *supersexy* de suas dicas está relacionado ao empoderamento, a se obter o máximo possível de cada segundo da vida e a se recusar a permitir que a doença a defina. Ela não apenas começou uma nova vida – deixando de atuar e passando a escrever e a realizar palestras sobre os benefícios de um estilo de vida saudável – como também criou um grupo "supersexy" de apoio ao câncer (uma "comunidade", por assim dizer) e formulou sua própria filosofia de bem-estar, que mistura medicina ocidental com cuidados alternativos. A revista *Scientific American* descreveu-a da seguinte maneira:

> Carr faz parte de um número crescente de pessoas vivendo e perseverando com câncer, graças a avanços médicos e também a uma filosofia progressista na oncologia que reconhece erros passados de tratamento excessivo e está aberta à medicina alternativa como parte do processo de recuperação.[27]

De acordo com um estudo recente da Universidade John Hopkins, feito pela professora Lisa R. Yanek, um ponto de vista positivo pode ajudar a reduzir as chances de infarto entre pessoas com histórico familiar de doenças cardiovasculares.[28] A faculdade de medicina da Universidade Harvard realizou estudos que mostram que o otimismo não só reduz o estresse e o risco de doenças do coração como também ajuda na recuperação de cirurgias cardíacas, reduz a pressão sanguínea e previne infartos futuros. Há evidências significativas de que *até sorrir mais e dar mais risada* diariamente pode deixá-lo mais saudável e prevenir doenças.[29] Pessoas que sorriem, riem, aproveitam a vida e não se deixam abalar por problemas têm alta IP, mesmo que não saibam. Talvez ainda mais fundamentados são os inúmeros benefícios da meditação de atenção plena (*mindfulness*), que pode aliviar sintomas de diversas condições, incluindo dores nas costas, psoríase, insônia e até doenças mentais. Em um estudo famoso feito por Jon Kabat-Zinn, fundador da Redução de Estresse com Base em Atenção Plena (mais conhecida como MBSR), pacientes com psoríase que meditavam enquanto recebiam terapia de raios ultravioletas melhoravam quatro vezes mais rápido do que aqueles que só recebiam o tratamento.[30] O que você faz com o seu cérebro pode ter um impacto gigantesco nas doenças.

Nossas percepções de doença são impressas em nosso cérebro desde cedo. Se presenciamos em primeira mão a dor e o

Mente sobre (e sob) a matéria

sofrimento prolongados de avós, pais, irmãos ou amigos próximos que faleceram por causa de um câncer ou outra doença letal, essas memórias podem nos assombrar, levando-nos a experimentar níveis elevados de medo e estresse se formos diagnosticados com algo similar. Emoções fortes não necessariamente causam doenças, mas elas certamente são prejudiciais se uma moléstia atingir o corpo. O pior caso ocorre quando o medo e o estresse alimentam a negatividade (baixa IP), o que exacerba e acelera a doença e/ou os sintomas e diminui a imunidade, ocasionando uma série de complicações médicas.

O Dr. Daniel Siegel, autor do revolucionário livro *O poder da visão mental*, descreve os danos que pensamentos negativos causam:

> Trazer esses pensamentos negativos – medo, hostilidade, traição ou tristeza – à consciência faz parte da saúde básica, porque eles (no meu campo chamamos de processos neurais não integrados) são como buracos negros: o seu centro possui tanta gravidade que suga toda a energia da vida. Esses pensamentos têm influência na saúde da mente, na sua flexibilidade e fluidez, no seu sentido de alegria e gratidão; impactam nos relacionamentos, conduzindo a formas rígidas de comportamento ou a formas explosivas de relacionamento; e têm também influência direta no nosso corpo, inclusive nos sistemas nervoso e imunológico.[31]

Perdoar erros cometidos contra você é um ótimo jeito de começar a se libertar da negatividade e melhorar sua IP.

A meditação e outras práticas de atenção plena seriam capazes de curar todos os males? Não exatamente, mas como se diz de canja de galinha para resfriado: "Mal não vai fazer". Há um nível razoável de sustentação científica quando se fala no poder de cura do relaxamento e da positividade. No mínimo, manter-se otimista no período de convalescença o torna uma companhia mais agradável, e isso, certamente, motivará as pessoas ao seu redor a lhe prestarem assistência, caso seja necessário. Ter uma boa rede de contatos (de gente de verdade, não "amigos de Facebook") e procurar terapia podem ser fatores importantes para que seu pensamento positivo se mantenha intacto.

Os tratamentos que não foram absorvidos pela medicina tradicional podem ser mais eficazes quando aplicados em pessoas que tenham uma perspectiva positiva. Na minha clínica, vi, em primeira mão, o papel que o otimismo pode desempenhar na obtenção de sucesso.

A síndrome do olho seco é um mal que afeta milhões de mulheres e é, muitas vezes, uma condição crônica. Há mais de dez anos, desenvolvi um creme oftálmico especial responsável por 95 por cento de sucesso no tratamento de sintomas da síndrome, especialmente em casos difíceis de tratar. Ao longo de muitos anos, dei palestras para milhares de oftalmologistas e escrevi em publicações de oftalmologia sobre minha pesquisa e tratamento para a síndrome do olho seco. Como nenhuma companhia farmacêutica produz esse creme – que precisa ser encomendado em farmácias de manipulação, com as quais muitos oculistas não se sentem confortáveis de trabalhar –, inúmeras mulheres com essa síndrome têm sofrido há anos, talvez décadas, sem tratamento eficaz. As mulheres otimistas que se recusam a aceitar a condição de "eternas prisioneiras do olho seco" tomam as rédeas de seu futuro, buscam alternativas e encontram tratamentos como o meu.

Minha paciente e ex-atriz, atual empreendedora, Victoria Principal, é um bom exemplo. Ela teve olho seco por anos, e nenhum dos tratamentos anteriores solucionava a condição.

Mente sobre (e sob) a matéria

Victoria, que tem alta IP, manteve-se esperançosa de encontrar um tratamento mais eficaz do que aqueles que haviam sido recomendados por seus oculistas. Essa mentalidade positiva fez com que ela iniciasse uma pesquisa por conta própria, que por fim a trouxe até mim e a um tratamento bem-sucedido após anos de tratamentos sem êxito. Ter essa mentalidade também pode levá-lo a encontrar tratamentos para condições que em si não são reconhecidas pela medicina convencional. Um exemplo disso é outro paciente meu com alta IP, Jamal Crawford, um jogador de basquete da NBA que teve pigmentação marrom (ou "sardas") nas partes brancas dos olhos por anos. Era frustrante, pois ele as via em fotos e gravações quando assistia aos seus jogos. Muitos médicos normalmente reagem a essa condição dizendo: "Lamento, não há tratamento, você só precisa aprender a conviver com isso". Jamal pesquisou e descobriu o meu tratamento para essas "sardas de olho", e eu as removi.

Manter uma atitude positiva e otimista demonstra alta IP e pode levá-lo a encontrar tratamentos médicos de ponta para situações que, do contrário, pareceriam incuráveis.

Você pode influenciar sua própria IP quando se trata de problemas de saúde. Positividade gera positividade, assim como fez com Montel Williams e Kris Carr. Se você pensar a respeito, um comportamento negativo e lamurioso sobre suas dores pode impactar sensivelmente aqueles que estão ao seu redor – um parceiro, filho, neto –, ocasionando medos e sofrimentos desnecessários. Embora seja importante consultar médicos no caso de sintomas que podem se revelar ou não preocupantes, reclamar deles continuamente, no geral, não é produtivo. É muito mais saudável e eficaz desabafar de vez em quando com um amigo de confiança ou terapeuta, para tirar isso do peito e liberar qualquer outra frustração com sua mazela de uma vez só. Além disso, reclamar demais com amigos, familiares e colegas de trabalho pode fazer com que você seja visto como um resmungão incorrigível. Antes que você vá por esse caminho longo e tortuoso, pergunte a si mesmo: "É assim que que eu gostaria de ser lembrado?".

CORPO E MENTE: A GRANDE ILUSÃO

O que é uma ilusão, afinal? Ilusões são distorções de percepção que podem aparecer de inúmeras maneiras, mas que afetam principalmente nossos sentidos. As ilusões mais comuns são aquelas que afetam nossa percepção visual. A representação típica da ilusão em um filme hollywoodiano é a do herói, morrendo de sede no deserto, subitamente se deparando com uma miragem. Nesse caso, podemos dizer que estamos diante de uma alucinação completa.

Ilusões ocorrem o tempo inteiro, uma vez que nossos cérebros podem enganar qualquer um dos nossos sentidos, convencendo-nos de que o impossível é realidade. Há vários estudos de caso de pessoas com amputações que continuam a sentir dor na área do membro que já não existe mais. Alguns cientistas atribuem essa dor fantasma às terminações nervosas próximas à área amputada, outros acreditam que uma memória do membro persiste no cérebro.[32] Eu proponho um meio-termo. A lembrança que temos do membro e das percepções anteriores de dor pode ter sido ativada e feito essas sensações parecerem reais. Nos casos em que terminações nervosas estão transmitindo a dor, o cérebro não tem nenhum outro método para interpretar a sensação, então recorre à memória familiar de quando o membro ainda estava presente.

Hipocondríacos em particular vivem uma grandiosa ilusão que distorce e diminui suas IPs. Isso não quer dizer que a percepção de dores e doenças sérias não seja real para eles. Se não fosse, esse cinco por cento da população que vai e vem de consultas médicas desnecessárias não estaria perdendo tanto tempo em salas de esperas, gastando dinheiro com consultas e esgotando energia emocional com preocupações crônicas.

De acordo com o *Manual diagnóstico e estatístico de transtornos mentais*, para que alguém seja diagnosticado com hipocondríase, é preciso estar convencido de que sofre daquele mal específico por pelo menos seis meses, apesar de haver evidências médicas do contrário.[33] Hipocondríacos acreditam enfaticamente em suas condições e sofrem de verdade; muitos deles são acometidos de depressões profundas. Por que suas percepções ficaram tão terrivelmente fora de curso?

Contos de fada e falsas moléstias

Se você é hipocondríaco, talvez se sinta melhor ao saber que pelo menos está em boa companhia. Grandes talentos criativos, como Tennessee Williams, Marcel Proust e Andy Warhol,[34] foram diagnosticados com hipocondríase. Hans Christian Andersen, o autor de contos de fada infantis dinamarquês do século XIX, também era um hipocondríaco notório. Ele não apenas acreditava que uma marca inofensiva acima do seu olho se espalharia pelo rosto, como também sofreu, durante toda a sua vida, de uma fobia de ser enterrado vivo; ele costumava andar com um recado que dizia "apenas pareço morto". Andersen deixou um legado de clássicos atemporais da literatura infantil, entre os quais figura *A roupa nova do rei*, a famosa história sobre a influência sobre IPs em massa: se o rei acredita que seu "traje invisível" é real, os súditos agem como se também o vissem (veja mais sobre o conceito de seguir a manada no capítulo 12).

Hipocondríacos acostumados a ouvir o clichê de que "isso é coisa da sua cabeça" sofrem de um problema médico bastante real: transtorno de ansiedade. Na raiz do problema está uma baixa

Mentes manipuladas

IP: a mente fica presa em um *looping* de sinais avisando que algo está terrivelmente errado (e, pelo menos de início, esse não é o caso). A ilusão fica tão convincente que a mente traduz o sinal para uma forma de dor percebida que, para todos os efeitos, causa uma sensação real. Psicólogos especulam que a hipocondria tem várias causas potenciais: um dos pais ansioso e sufocante que também é hipocondríaco (neuroses e medos que foram transmitidos à geração seguinte), uma reação a uma morte ou doença na família, um trauma do passado ou abuso físico ou emocional recebido quando criança.

Atualmente, alguns especialistas teorizam que a avalanche de informações sobre sintomas e diagnósticos às quais a maior parte da população tem acesso, por meio de mecanismos de busca eletrônicos como o Google e muito presentes em questionários on-line, pode suscitar a hipocondria, puramente pelo poder da sugestão.[35] Impossível deixar de notar a ironia: a abundância de informações médicas disponíveis gratuitamente e 24 horas por dia causa um nível de ansiedade – uma condição médica real – que jamais existiria no período anterior ao advento da internet. A tecnologia é uma faca de dois gumes.

Nossa IP fica em constante sobrecarga enquanto examina o volume bruto de alertas de saúde assustadores publicados diariamente em sites médicos, portais de notícias e blogs. As redes sociais convenientemente nos permitem compartilhar artigos entre amigos e familiares, espalhando informação de forma viral, independentemente de sua validade (uma viralização recente nos Estados Unidos, por exemplo, incorretamente dizia que os centros de controle e prevenção de doenças aconselhavam mães a não amamentarem para aumentar a eficácia da vacinação[36]). Se vemos no Facebook um artigo sobre uma doença e também o recebemos por e-mail de nossa irmã, nosso primo, nossa melhor amiga e um colega de trabalho, nossa percepção pode ficar distorcida e talvez passemos a achar que haja de fato algo errado, o que pode levar a uma série de problemas, que vão de insônia (devido à preocupação crônica com a doença seguida de mais buscas na internet) a depressão. A internet é um mundo abarrotado de dados sem fim – e às vezes sem precisão – que tem o potencial de nos tornar hipocondríacos se não cultivarmos nossa IP para nos ajudar a julgar o que é real e o que não é. Com discernimento e tratamento, pessoas com hipocondríase podem refinar suas IPs para reconhecer suas ilusões sobre a própria saúde.

E quanto àqueles que temem que haja homenzinhos verdes com armas laser embaixo da cama... bem, esse é um tipo de ilusão inteiramente à parte, do qual trataremos no capítulo a seguir.

3

O que você vê não é o que há

Truques mentais e ilusões

A Harry Houdini, o mais famoso ilusionista e escapologista do início do século XX – talvez de todos os tempos –, é atribuída a seguinte fala: "No que os olhos veem e no que as orelhas ouvem, a mente acredita".

Os seres humanos amam mistérios. Somos fascinados por ilusionismo e mágica, por isso, não nos incomodamos de abdicar temporariamente dos nossos medidores de "realidade *versus* fantasia", de relaxar deliberadamente nossas IPs e de permitir que nossas imaginações sejam deslumbradas por entretenimento. É por essa razão que as pessoas se reúnem em grandes grupos para ver ilusionistas talentosíssimos como Penn & Teller, David Blaine e David Copperfield. Além da mágica, há um gênero de ilusionismo conhecido como *mentalismo*, no qual profissionais como Derren Brown e Max Maven empregam truques ardilosos para fazer parecer que conseguem ler ou controlar mentes[37] (tenho cada vez mais certeza de que minhas filhas gêmeas de onze anos estão aprendendo essa forma de feitiçaria).

Alguns mágicos e mentalistas prontamente admitem para suas plateias que não há nenhum fenômeno psíquico por trás do que fazem. Penn & Teller, em particular, são conhecidos por revelar como seus truques são feitos e, ainda assim, deleitam os espectadores porque sua prestidigitação e demais métodos profissionais exigem tanta técnica e treino que o público é ludibriado pela maestria mágica da dupla.

Outros indivíduos, segundo relatos, podem ter conseguido feitos genuínos de ilusão psíquica.[38] No final dos anos 1970, a Agência de Inteligência de Defesa americana criou uma unidade especial chamada StarGate Project, dedicada a investigar fenômenos psíquicos e determinar se certas habilidades psíquicas podiam ser medidas e cultivadas para fins militares.[39] Soa como *Arquivo X*, não? Na época, o governo tinha tanta confiança no potencial do projeto que investiu dinheiro dos contribuintes para testar indivíduos famosos, como Uri Geller e Ingo Swann, no uso de suas habilidades,[40] com destaque para a *visão remota*: a habilidade de ver objetos em outros lugares nos quais a pessoa nunca esteve (no caso de Swann, áreas não visíveis de outros planetas, como Júpiter). Até hoje, muitos dos seus feitos não foram completamente explicados pela ciência.

E, claro, há os céticos, James Randi entre os mais notórios.[41] Mágico de sucesso, o "Incrível Randi" passou grande parte da vida desmentindo fenômenos psíquicos. Uma vez ele comentou: "Uri Geller talvez tenha habilidades psíquicas por meio das quais consegue dobrar colheres; se tiver, parece estar fazendo isso do jeito difícil". Pessoalmente, acho que havia um pouco de inveja por parte de Randi. Como bem disse Margaret Thatcher sobre seus difamadores: "Se meus críticos me vissem andando sobre o Rio Tâmisa, diriam que é porque não sei nadar".[42]

É perfeitamente aceitável se deixar levar pela mágica e pela ilusão e não questionar a arte; tudo é entretenimento, puro e simples. Membros da plateia podem vir a dizer: "Eu adorei aquele truque, embora não faça ideia de como foi feito". O truque é admitir que *é um truque*. O momento crítico que leva a uma baixa IP ocorre quando as pessoas ficam convencidas de que aquilo que testemunharam no palco é cem por cento real, não importa o quão absurdo seja. Na outra extremidade do espectro há os céticos absolutos, cuja forma de pensar é tão dura que não conseguem conceber nada que não possam explicar por lógica, visão, audição, olfato e tato. Nós temos graus variados de IP quando se trata do mundo do ilusionismo, e o da maioria de nós fica em algum lugar entre essas duas perspectivas extremas.

Para muitos de nós, contudo, às vezes é difícil aceitar as perspectivas daqueles que se atêm a suas ilusões, mesmo quando se comprova que elas não têm base na realidade. Como nossa IP "realista" sequer registra e aceita essas ilusões, nós menosprezamos os crédulos, independentemente de sua inteligência em outras circunstâncias, e os tachamos de enganáveis, quando não usamos termos menos diplomáticos. Por que os "receptores de IP" dessas pessoas prontamente permitem que as ilusões sejam aceitas como reais?

Em grande parte, o que acontece é que os crédulos *querem acreditar*. Eles gostam das ilusões e, consciente ou inconscientemente, desejam de tal maneira que elas sejam verdade que permitem que suas IPs as aceitem como autênticas. Eles querem acreditar em mágica e ilusão porque é divertido imaginar pessoas que têm "poderes especiais" e conseguem fazer coisas incríveis (vide a avalanche sem fim de filmes e programas de televisão com super-heróis, como Mulher-Maravilha, Os Vingadores, Super-Homem, Batman, Os Defensores e X-Men).

Bem ou mal, não há como fugir do fato de que dependemos irrevogavelmente do 1,5 kg de tecido biologicamente sensível protegido por nossos crânios para separarmos realidade de ilusão. Ao longo deste capítulo, você aprenderá que nossas mentes podem manter ilusões que parecem tão reais quanto qualquer coisa diante de nós.

DISTO SÃO FEITOS SONHOS LÚCIDOS SOMBRIOS

Um conhecido certa vez me disse que, quando tinha cinco anos e vivia numa casa de dois andares no Queens, na cidade de Nova York, viu um alienígena flutuando na frente da janela do seu quarto, no andar de cima. Mais de quatro décadas depois, ele faz pouco caso da história e logicamente sabe que um ET nunca apareceu na sua janela, que era tudo uma ilusão. Ele não defende de forma alguma que alienígenas existem e mesmo assim, até hoje, consegue lembrar-se vividamente do rosto e das antenas verdes colados no vidro, dos olhos de inseto encarando-o. Sua memória da ilusão manteve-se extraordinariamente real para ele: por que ela permaneceu tão fresca em sua mente após tantos anos?

Milhões de pessoas, muitas das quais têm certeza de que foram abduzidas, alegam ter visto ETs. À parte teorias conspiratórias, balões meteorológicos confundidos com OVNIs, supostos acobertamentos de incidentes bizarros (como em Roswell, Novo México), relatos "em primeira mão" e tudo o mais, não há evidência sólida que sustente a crença de que recebemos visitas alienígenas regularmente. Quando questionado sobre a existência de ETs, Carl Sagan uma vez respondeu: "Eu uso os argumentos padrões: há um monte de lugares universo afora, moléculas de vida estão por toda a parte, uso a palavra 'bilhões' e assim por diante. Em seguida, digo que ficaria chocado se não houvesse inteligência extraterrestre, mas é claro que, até o momento, não há evidência convincente de que haja."[43]

Então, por que tantas pessoas acreditam que "a verdade está lá fora", como diria Fox Mulder em *Arquivo X*? Até que se prove o contrário, cientistas continuarão a sustentar que experiências alienígenas e diversos outros fenômenos são ilusões vívidas conjuradas por nossas imaginações enquanto dormimos. "Mas como essas ilusões parecem tão reais?", você talvez pergunte. O mais provável é que indivíduos que passam por isso sofram de um distúrbio comum conhecido como "paralisia do sono", que, supostamente, afeta quatro em cada dez pessoas.

Pessoas com sintomas de paralisia do sono sentem como se estivessem plenamente acordadas quando, na verdade, estão ou começando a dormir ou no processo de despertar.[44] Elas experimentam um estado entre consciente e inconsciente, e o cérebro as engana, fazendo-as pensar que tudo o que ocorre nesses instantes se passa na realidade. É nesse momento que "sonhos lúcidos sombrios" (a versão extrema de um "sonho lúcido", expressão criada por Frederik van Eeden em 1911[45]) tomam conta do cérebro e dos sentidos, permitindo que a imaginação corra solta.[46] Suspensas entre a consciência e a inconsciência, pessoas com paralisia do sono não conseguem se mover (embora talvez tentem fazê-lo) nesse estado. Elas ficam congeladas e desamparadas enquanto alienígenas ou estranhos aparecem à beira da cama. Ou talvez sintam estar sob uma luz ofuscante, sendo transportadas para uma nave, deitadas em uma lâmina de metal e sujeitas a experimentos por parte de criaturinhas verdes. Quando acordam (de verdade), ficam paralisadas de medo, muitas vezes revivendo a dor física residual e outros terrores a elas infligidos enquanto estavam sob o sonho lúcido sombrio.

Mas por que confrontações alienígenas, em específico, aparecem tantas vezes para as pessoas? Quando ficamos presos na paralisia do sono, nossas mentes não sabem como interpretar as ilusões e se confundem enquanto procuram seu significado. Nossos sentidos estão suficientemente ativos para que mandem sinais que o cérebro interpreta como algo familiar nas nossas imaginações: *extraterrestres*. Em algum lugar nas profundezas da nossa mente reside a imagem de um alienígena, inspirada por algum filme de ficção científica, programa de TV, livro ou mesmo uma ilustração a que fomos submetidos. Ainda que o desencadeador da imagem possa estar enraizado nas profundezas de nossa psicologia – como a sensação de impotência causada por um trauma infantil oculto –, a tradução dessa ilusão de sonho é formulada em nossas mentes, e assim passamos a acreditar que esses ETs sejam reais.

Diariamente somos rodeados por imagens que ficam escondidas nos nossos bancos de memória. Por acaso, o conhecido que mencionei anteriormente assistia com frequência ao seriado original de *Jornada nas Estrelas* e a outros programas de ficção científica com o pai, tendo começado a vê-los muito novo. Não é possível que a visão de um alienígena tenha vindo à tona em um sonho lúcido sombrio porque a mente jovem e impressionável ainda processava uma imagem vista na televisão?

Quando nossos cérebros não são capazes de identificar ilusões – como durante um sonho lúcido sombrio –, nossas mentes nos convencem de que aquilo realmente aconteceu, uma vez que não conseguimos conceber que emoções e sensações tão dramáticas sejam falsas quando parecem tão reais. Eu experimentei isso em primeira mão. Na noite anterior à que comecei a escrever este capítulo, tive um episódio de paralisia do sono. Estava sozinho em um hotel para uma competição de remo. Enquanto dormia, pensei ter acordado diante de um homem de pé à beira da cama que segurava meu braço e meu ombro, prendendo-me ao colchão. Não conseguia mover nenhuma parte do meu corpo. Também não conseguia gritar por ajuda. Por fim, acordei e percebi que havia tido um sonho lúcido sombrio, efeito da paralisia do sono.

Durante um episódio de paralisia do sono, imagens aparecem nas nossas cabeças como se as tivéssemos visto com nossos próprios olhos. Mesmo muito tempo depois de termos vivenciado esses eventos, ainda conseguimos descrever cada sensação intensa, inclusive a dor causada por um ET enfiando uma agulha no nosso braço e o cheiro bizarro e alienígena da sala de experimentos da nave extraterrestre. É assustador, claro, mas na realidade é apenas nossa mente mexendo com nossa IP reduzida.

Porém, não posso afirmar que todas as aparições de alienígenas sejam frutos de sonhos lúcidos sombrios ou que a baixa IP está por trás de todas as experiências. Também há incidentes documentados envolvendo objetos misteriosos vistos por *grupos de pessoas* (alguns, durante o dia). Esses eventos são fotografados e filmados, e, claro, pelo menos alguns (ou muitos) podem ter sido balões meteorológicos ou resultado da manipulação de imagens (algo bastante fácil de se fazer hoje em dia), mas também há incidentes para os quais continuam faltando explicações.

Ana Zamalloa, guia de turismo peruana com 23 anos de experiência, instruída e respeitada, conduziu a mim e a minha esposa durante uma semana pelo Peru. Acabamos ficando bastante próximos. Quando estávamos em Machu Picchu, Ana explicou que o local era sagrado e místico para os Incas. Ela sabia de muitas pessoas, incluindo um amigo dela, que diziam ter visto espíritos ou fantasmas na região tarde da noite (atualmente, a área é fechada antes do anoitecer).

Ela nos contou uma história de 1999 sobre um cliente, Jerry Wills, um curandeiro do Arizona que estava de férias no Peru, tendo Ana como guia. Jerry explicou a Ana que tinha sido depositado na Terra quando bebê, vindo de outro planeta. Ela riu e caçoou dele. Jerry não se ofendeu nem um pouco, mas, num tom casual, disse: "Amanhã, meus amigos virão".

Na manhã seguinte, ela o levou para passear na montanha Huayna Picchu. Jerry chamou-a e apontou para o outro lado do desfiladeiro, para a montanha à direita de Machu Picchu. Usando o binóculo, Ana viu um objeto com mais ou menos quatro metros de diâmetro logo abaixo do pico da montanha, em uma área inacessível para alpinistas. Era uma esfera grande, cinza e de aparência metálica, com uma parte negra no topo, e não parecia nem um pouco com um balão meteorológico (ou com qualquer tipo de balão). A orbe se movia para a frente e para trás. Ana deixou escapar um "ai, meu Deus!" e estudou o objeto junto com o grupo de turistas por cerca de quinze minutos antes de dar continuidade ao passeio. Ela me explicou que nunca havia visto nada como aquilo até então. Não estava dormindo ou alucinando, tanto que os turistas embasbacados viram a orbe com a mesma clareza que ela; na verdade, um membro do grupo filmou a aparição e mostrou aos demais a gravação. Além disso, Ana não sentiu paralisia nem medo, sintomas típicos de um sonho lúcido sombrio de paralisia do sono.

O que aconteceu aqui? Seria um caso de baixa IP? Eu diria que não, e por um motivo simples:

Ana não só transmitia credibilidade como pessoa e no seu modo de relatar o ocorrido, como também não atribuía o que tinha visto a algum fenômeno extraterreno ou sobrenatural específico. Ela tampouco enaltecia o episódio de alguma maneira especial. Simplesmente *relatou o que viu*, o que me faz aceitar que ela, de fato, vira algo estranho lá. Até que a ciência prove algo, é perfeitamente aceitável deixar a questão aberta ou especular sobre ela. O reconhecimento de um mistério sem explicação, acompanhado de uma dose de ceticismo científico, é o que desperta nossa imaginação e enche o mundo de encantos contínuos.

A ARTE É ILUSÃO OU MENTIRA?

Pablo Picasso uma vez disse: "Todos sabemos que a arte não é verdade. A arte é uma mentira que nos faz perceber a verdade; ao menos a verdade que temos para entender. O artista precisa saber como convencer os outros da verdade em suas mentiras".[47]

Do que Picasso estava falando? Onde está a "mentira" em uma

natureza-morta com um vaso cheio de flores coloridas? E se toda arte é uma mentira, por que deveríamos ter museus e exibições? Por que precisamos de artistas, incluindo Picasso? Por mais que não falte quem goste de contar uma lorota, quem quer ouvir mentiras?

Para explicar por que temos essa necessidade, precisamos olhar para o cérebro, que nos ajuda a compreender o mosaico de linhas, cores, padrões e imagens que entendemos como arte. Muito antes de os seres humanos terem algum conhecimento de neurociência, artistas criavam ilusões atraentes e provocadoras de pessoas, lugares e coisas que não estavam de verdade lá, mas pareciam bastante reais. Artistas contorcem nossa IP, constantemente nos desafiando e nos obrigando a prestar atenção e interpretar suas obras.

Durante séculos, artistas usaram cores específicas para retratar a impressão de profundidade nas pinturas, um efeito conhecido como cromoestereopsia[48] (desafio você a dizer rapidamente essa palavra dez vezes). Vermelho, por exemplo, parece avançar, e azul parece recuar, e é por isso que azul e outras cores frias são usadas para ilustrar imagens distantes.

Cor e luminância são matérias-primas para artistas. As retinas da maioria dos olhos humanos contêm três tipos de cones: vermelhos, verdes e azuis. Você sabe para qual cor está olhando porque seu cérebro compara as atividades em dois ou três cones. Um fenômeno diferente, chamado *luminância* – a quantidade de energia luminosa emitida ou refletida de um objeto em uma direção específica –, soma as atividades dos cones para medir quanta luz parece passar por uma determinada área.

Para fazer algo parecer tridimensional e vivo, artistas usam elementos como luminosidade e sombras que não estariam presentes na vida real, mas que se aproveitam de nossas expectativas pré-programadas de "como deveria ser", assim enganando nossos cérebros.

Quando se trata de arte, nossos cérebros também identificam rostos imediatamente, mesmo quando vemos imagens construídas a partir de linhas coloridas, borrões de tinta ou imagens destoantes (pense em uma pintura de Chuck Close[49]). Pesquisadoras descobriram que as amídalas cerebelosas, a parte do cérebro envolvida em emoções e na reação de luta ou fuga, respondem mais a fotos borradas de rostos expressando medo do que a imagens desses rostos inalteradas ou com nitidez total. Ao mesmo tempo, a parte do nosso cérebro que reconhece rostos reage menos quando o rosto está borrado, o que significa que talvez nos engajemos emocionalmente mais quando a parte da nossa visão que é orientada a detalhes está distraída, como ocorre em obras impressionistas, nas quais os rostos são muitas vezes coloridos e borrados de forma irreal.

Juntando tudo: teatro, música, arte e ilusão

Antes que pensemos que os pintores são os únicos capazes de mexer com nossa IP, vamos dar uma olhada em uma obra contemporânea notável e em como ela interliga teatro, música e arte para explorar o processo criativo e até mesmo questionar a realidade. O musical *Sunday in the Park with George*,[50] vencedor do prêmio Pulitzer, com composição musical e lírica de Stephen Sondheim e libreto de James Lapine, mostra como a arte é criada por uma variedade de perspectivas. No primeiro ato, vemos uma versão ficcional do pintor impressionista do século XIX Georges-Pierre Seurat criando sua obra-prima, *Uma tarde de domingo na ilha de Grande Jatte*, diretamente no palco (primeiro ele faz esboços no parque, depois os adapta na grandiosa pintura em seu estúdio). Durante esse processo, o vemos conjurar e organizar as pessoas na pintura; controlar o ambiente (em um momento, ele desenha e depois apaga uma árvore, que comicamente desaparece e perturba a realidade de um dos personagens); canta através dos personagens (incluindo um cão!); e se apaixona por sua

> modelo, Dot (desperdiçando as afeições dela no processo). A música, as letras e os movimentos físicos de Seurat enquanto pinta se fundem para refletir e traduzir o revolucionário estilo pontilhista do artista, que pintava usando pequenos pontos (o nome da amante, "Dot" – "ponto" em inglês –, é simbólico).
>
> O artista Seurat da vida real manipulava cores e luz por meio de pinceladas pontilhadas – por exemplo, ao colocar azul e amarelo um do lado do outro para criar a ilusão de verde –, e nós ganhamos uma oportunidade de, simultaneamente, captarmos esse conceito artístico milagroso em ação e sermos enganados pela ilusão de cores misturadas (reduzindo as nossas IPs). Quando a pintura igual à real se aglutina aos atores parados em suas posições, sentimos que testemunhamos arte sendo criada no palco diante de nossos olhos. Em sua melhor forma, o teatro engaja, estimula e manipula nossa IP e aprofunda o relacionamento entre atores e plateia. Ao mesmo tempo, ele cria a ilusão de outra realidade em tempo real, e nós embarcamos de bom grado no passeio em que ele nos leva.

Uma das pinturas mais impregnadas em nossas mentes é *O grito*, a obra-prima expressionista de Edvard Munch, de 1893.[51] Quando visualizamos a obra, automaticamente sentimos o tormento da figura em primeiro plano e talvez até nos lembremos dos redemoinhos de cores afastando-se atrás dela (ou dele – o gênero não é determinado). Munch criou uma ilusão poderosa: traduziu o som de um grito em algo que pode ser *visualizado* pelas ondas que se formam do outro lado do parapeito. O grito é tão potente que até converte a pessoa retratada em uma substância quase líquida. A pintura funciona em tantos níveis não só por causa da reação emocional que desperta no espectador, mas também porque se acredita que ela é autobiográfica. O conceito da obra deriva da reação explosiva de Munch depois que duas pessoas (visíveis no fundo do quadro) o deixaram. Ciente ou não disso na época, Munch distorceu nossas mentes com eficácia, fazendo-as acreditar que da pintura emanam sons que fisicamente rompem com o ambiente e com as formas humanas, a ponto de mudar suas silhuetas.

Outro pintor expressionista, Vincent van Gogh, sofria fortemente de suas percepções vívidas, as quais ele converteu em visões distorcidas e sonhos pintados em tela.[52] Sua IP era altamente desequilibrada: um monte de palha não era apenas um monte de palha para Van Gogh, que o interpretava como um objeto vivo, pulsante. É inteiramente possível que esse fosse o modo como ele via o monte de palha na sua cabeça enquanto o estudava e o pintava.

É improvável que haja um pintor cujas vida e obra (e a relação entre elas) tenham sido mais analisadas do que as de Van Gogh. Se ele sofria ou não de algum problema não diagnosticado – como epilepsia do lobo temporal, intoxicação por chumbo, distúrbio bipolar, depressão ou esquizofrenia –, nunca saberemos com certeza. Qualquer que tenha sido a causa de sua IP alterada, podemos deduzir que seu cérebro constantemente lhe pregava peças; ele acreditava nas ilusões com tanta força que se sentia impelido a capturá-las em sua arte.

CEGOS PELA CIÊNCIA: É POSSÍVEL PROVAR QUE ILUSÕES SÃO SÓ ILUSÕES

Passamos este capítulo explorando como nossa IP pode se tornar refém de diversas ilusões que se manifestam em mágicas, eventos paranormais, sonhos e arte. O que o mundo da ciência pura e embasada tem a dizer sobre *como* mantemos o mundo de ilusão? Em *Fédon*, Platão escreveu: "Há alguma certeza da visão e audição humanas ou é verdade [...] que não ouvimos nem vemos nada com precisão?" e "A observação por meio dos olhos e ouvidos e todos os outros sentidos é completamente enganosa".[53]

O que você vê não é o que há

Como um profissional da medicina, nunca questionaria certas verdades científicas: como o olho detecta a luz, como o som atravessa o canal auditivo, como nossa pele sente o toque e assim por diante. E, apesar disso, cientistas mergulham em partes desafiadoras da ciência conhecida porque há muitas coisas que continuam sem explicação, e, no caso da medicina, descobrir novos dados pode levar a melhores tratamentos. Nós nunca deveríamos aceitar o *status quo*; deveríamos sempre buscar o aprimoramento do nosso entendimento sobre a ciência. Se eu não tivesse desafiado a convicção de muitos colegas especialistas e cirurgiões oculares ao criar um tratamento não invasivo para o ceratocone – o Holcomb C3–R, nome inspirado no piloto de bobsled e medalhista olímpico Steven Holcomb –, milhares de pacientes teriam sido submetidos a transplantes de córnea dolorosos e invasivos.*

As ilusões nos rodeiam o tempo todo, e o nível de desenvolvimento da nossa IP define se nós as aceitamos como reais ou não. Imagine que, no fim da noite, quando você está na sua sala de estar completamente escura, o casaco pendurado no cabideiro começa a assumir a forma de uma pessoa. Sua reação, claro, é acender a luz só para ter certeza de que sua IP não está sendo enganada, mesmo que logicamente você saiba que o que está vendo é um casaco. Vamos levar isso adiante: se há uma falha de energia no meio da noite e você não tem à mão nenhuma vela ou lâmpada, poderia o casaco começar a parecer com um ladrão com uma arma? Digamos que isso aconteça durante o Halloween, você comeu doce demais e há uma tempestade cheia de relâmpagos lá fora. Sua IP é repentinamente tomada à força e enxerga o casaco como um fantasma ou monstro horrendo.

---

* Você pode assistir ao meu TEDx Talk sobre a minha batalha com a comunidade médica pela visão de pacientes com ceratocone neste link: www.youtube.com/watch?v=7RUN9wK0uPA. Para não precisar digitar, vá no YouTube e procure por "Boxer Wachler TEDx".

As ilusões podem ser percebidas em diferentes níveis e variar de uma pessoa para outra de acordo com a anatomia do cérebro. Em um estudo, um grupo de pessoas foi orientado a olhar para uma ilusão de Ponzo – uma ilusão de ótica geométrica que mostra uma linha de trem rumo ao horizonte e duas barras horizontais amarelas.[54] Mario Ponzo, o psicólogo italiano que desenvolveu esse tipo de ilustração, sugeriu que a mente humana julga o tamanho de um objeto com base no plano de fundo. Pesquisadores usaram ressonâncias magnéticas funcionais de alta resolução para escanear o cérebro das pessoas enquanto elas viam a ilustração. O grau da ilusão era estabelecido perguntando-se ao paciente quão maior a barra inferior tinha que ser para ficar do mesmo tamanho da superior. Embora todos os participantes percebessem a barra superior como a maior, a magnitude do efeito variava significativamente entre eles. Essas diferenças foram encontradas na área superficial do córtex visual primário, localizado na parte de trás do cérebro, responsável por processar a informação visual que ajuda a formar a visão consciente. Os pesquisadores descobriram que, quanto menor fosse o córtex visual primário da pessoa, mais forte era o efeito da ilusão para ela. Embora o córtex visual primário influencie o grau de ilusão, é a IP do indivíduo que é afetada durante o processo de determinar se a ilusão é real.

Na disciplina de Introdução à Psicologia do meu primeiro ano na UCLA (Universidade da Califórnia em Los Angeles), soube de um estudo em que universitários teriam de usar óculos prismáticos que viravam o mundo de cabeça para baixo, estudo este que ilustrou perfeitamente a maleabilidade de suas percepções. A percepção é como um músculo treinado, especialmente quando se trata de evitar confusão. Os estudantes tinham de usar os óculos enquanto estivessem acordados, alguns dias por vez. Quando os óculos prismáticos eram colocados, causavam um caos na visão e na percepção dos participantes. Você consegue imaginar como seria tentar dirigir enquanto tudo parece de cabeça para baixo? Porém, depois de uma semana usando os óculos, os participantes descobriram que suas visões tinham se adaptado e o mundo parecia normal de novo.[55] Quando tiravam os óculos, ficavam desorientados novamente por um breve período, até que a visão se reajustasse. Isso é uma demonstração científica poderosa de como o cérebro tem a capacidade de corrigir uma ilusão conhecida (mesmo que acabe criando uma nova ilusão para fazê-lo).

Na conclusão de um discurso na conferência Being Human de 2012, o neurocientista e artista Beau Lotto afirmou: "Ou não há ilusões ou tudo é uma ilusão. E como somos todos bastante iludidos, que ao menos você escolha sua própria ilusão".[56] Essa declaração pode servir para os tipos de ilusões descritas neste capítulo, mas, no próximo, veremos o quanto ela se sustenta quando nossa IP vai de encontro à ilusão final: a da morte.

4

Fora do corpo ou embaixo da terra

Inteligência Perceptiva e experiências de morte

"Eu não acredito em vida após a morte, mas vou levar uma troca de roupa de baixo", brinca o personagem que dá nome ao conto humorístico de Woody Allen, *Conversations with Helmholtz*.[57]

Apesar de todos os nossos estudos e pesquisas científicas, não sabemos absolutamente nada sobre o que ocorre após a existência (mais especificamente *se* há, de fato, algo). Até hoje, ninguém provou cientificamente nada concreto em relação ao que nos aguarda. Como mencionei no capítulo 1, nossa compreensão das complexidades do cérebro alcançou apenas a superfície da questão. Multiplique essa falta de conhecimento por um zilhão e estará próximo ao quanto sabemos sobre a morte e o além.

Diante da falta de provas, como podemos ter cem por cento de certeza do que é realidade e do que é fantasia e, portanto, saber em que ponta do espectro da IP nós estamos? Muitos cientistas e filósofos – incluindo homens e mulheres de muita fé – não descartam a possibilidade de haver um pós-vida ou de existirem almas. Para os crédulos, não é necessário que quem alega ter morrido e voltado à vida mostre um passaporte com um carimbo dos portões do céu. Entre os médicos que acreditam e escrevem extensivamente sobre o assunto estão o Dr. Raymond Moody, autor de *Life After*

Life (A vida depois da vida),[58] o Dr. Mario Beauregard, coautor de *The Spiritual Brain* (O cérebro espiritual),[59] a Dra. Mary Neal, autora de *To Heaven and Back* (Fui ao céu e voltei)[60] e o Dr. Jeffrey Long, coautor de *Evidence of the Afterlife* (Evidências da vida após a morte).[61] O Dr. Long também é o criador da Fundação de Pesquisa de Experiência de Quase Morte (mais conhecida como NDERF), uma organização que já coletou mais de quatro mil histórias de experiências de quase morte (EQMs) e as compartilha no seu website.[62] Poderiam estar certas todas essas mentes médicas, mesmo que suas alegações não sejam fundamentadas na ciência como a compreendemos? Há alguma conspiração de cientistas em ação?

Como médico, a minha crença em uma "alma" valida a autenticidade de todas as histórias de pós-vida? Sim e não. A alma pode mesmo existir e pode haver, de fato, vida após a morte (inclusive, como você descobrirá ao longo deste capítulo, tenho uma razão pessoal para acreditar em experiências extracorpóreas). Porém, permanece o fato de que não temos nenhuma prova de uma pós-vida. O que sabemos é que nossa IP nativa registra nossa habilidade de distinguir realidade de fantasia, permitindo-nos opinar e visualizar os conceitos sobre morte que não temos como compreender e ajudando-nos a obter sentido e conforto como uma alternativa ao nada. Se nossa IP é baixa nesse quesito, nós preenchemos as lacunas com o que nossa mente entende como "vislumbres" do que nos aguarda. São essas áreas investigativas que continuam a nos intrigar, chocar e assombrar: experiências de quase morte e extracorpóreas.

A LUZ NO FIM DO TÚNEL

Para encontrarmos estatísticas de EQMs, precisamos retomar uma pesquisa da Gallup de 1992, na qual treze milhões de americanos disseram ter tido vislumbres do mundo do além.[63] Os números são significativamente mais altos hoje, especialmente por

Fora do corpo ou embaixo da terra

conta dos avanços na ciência e da ação de médicos que salvam vidas de maneiras antes tidas como impossíveis. Considerando a grande quantidade de pessoas que tiveram EQMs, é possível que você conheça alguém que teve uma, ou talvez você mesmo já tenha tido. Todo o alarde sobre esses relatos de uma pós-vida tem inspirado novas ideias sobre a consciência humana. Até mesmo o respeitado neurocientista ateu Sam Harris especulou sobre a ideia de consciência fora do cérebro.[64] Embora haja inúmeras histórias únicas, os enredos repetidos com mais frequência incluem:

- visão de uma luz ofuscante, muitas vezes após se adentrar um túnel;
- visão de um *replay* da vida, como se ela "passasse diante dos olhos";
- visitas de parentes há muito falecidos: "Vi o vovô";
- entrada no paraíso, passeio por um lugar lindo, como um jardim;
- encontro com Deus em pessoa, geralmente uma figura de cabelo branco, ao estilo da pintura de Michelangelo na Capela Sistina;
- experiência extracorpórea (falaremos mais disso neste capítulo).

Alguns relatos bem conhecidos de EQMs ganharam atenção popular considerável. Há a história de Colton Burpo, de quatro anos, que esteve morto por três minutos durante uma apendicectomia. Quando ele milagrosamente voltou à vida, sabia o que seus pais tinham feito enquanto ele estava sendo operado; também relatou um abraço na irmãzinha sem nome que morrera no útero e cuja existência ele desconhecia, além de descrever de modo elaborado sua visita ao céu, com referências a passagens da Bíblia que ele não tinha como ter ouvido ou lido naquela idade. O pai de Colton escreveu sobre as experiências do seu filho no livro *Heaven is for real* (O céu é de verdade),[65] que vendeu milhões de cópias e foi transformado num filme.

Mais estarrecedor é o relato do Dr. Eben Alexander, um neurocirurgião com treinamento em Harvard, no seu sucesso de vendas *Proof of heaven* (Uma prova do céu).[66] Após permanecer em coma durante sete dias, quando seu cérebro foi atacado pela bactéria *E. coli*, o Dr. Alexander acordou pouco antes de os médicos abandonarem o tratamento. Ele não apenas teve uma recuperação completa e milagrosa, mas também alegou que, durante sua inconsciência, visitara o paraíso com a fonte divina. Imagine o rebuliço gerado na comunidade médica quando alguém com a educação e reputação do Dr. Alexander não apenas retratou sua EQM como "fato" como também publicou em livro a sua história e se sentiu impelido a partir em uma cruzada para pregar o evangelho da EQM.

Há muitas outras pessoas distintas e de credibilidade que, como o Dr. Alexander, sentem a necessidade de compartilhar suas histórias e convencer os outros de sua autenticidade. Alguns voltam com um novo senso de propósito; outros, com longas listas de coisas que precisam ser cumpridas. Seja qual for o caso, eu não duvido por um minuto que eles estejam plenamente convictos de que suas EQMs foram reais e que essa experiência, por sua vez, os levou a seguir esses rumos controversos. Embora eu acredite no conceito de EQMs e experiências extracorpóreas, também proponho que a lógica e a ciência podem nos ajudar a entender melhor essas experiências. Tenho convicção de que o inexplicável e a ciência um dia se encontrarão, assim como conseguimos hoje aceitar que as ideias de Deus e de alma coexistam com a realidade da evolução das espécies. Enquanto isso, há alguns fatos científicos que já conhecemos, particularmente relacionados a como conectamos a natureza subjetiva da morte com o modo como a nossa IP se comporta durante nossos momentos mais frágeis e vacilantes.

Ainda não morri

O que acontece quando você sai do mundo dos vivos e retorna para contar a todos a respeito? Antes que nos apressemos pelo vale da morte e abordemos o que acontece durante EQMs e sua conexão com a IP, precisamos tratar de uma questão fundamental: a partir de que momento uma pessoa está verdadeiramente morta?

Quando um paciente deixa de respirar e os batimentos cardíacos param, é o fardo do médico declarar a pessoa clínica e oficialmente morta.[67] Mas esse "registro de hora da morte", como é legalmente documentado, é subjetivo: outro médico pode fazer a declaração segundos ou minutos antes ou depois (ou não fazer a declaração). Mas seriam o coração e os pulmões os determinadores definitivos da vida? É um fato médico bem estabelecido que a atividade cerebral continua por até trinta segundos depois que toda a circulação de sangue no corpo cessa. Então, se essas sinapses ainda estão ocorrendo, a pessoa é considerada viva?

Em 2013, a Universidade de Michigan conduziu um estudo com ratos no qual cientistas descobriram que atividades cerebrais altamente sincronizadas ocorriam trinta segundos após o coração do animal parar de bater.[68] Durante esse período, os ratos exibiam sinais indicativos de consciência e de atividade visual. Duas questões surgiram desse resultado: os animais estavam vivos? E estariam eles percebendo algo além do nosso espectro normal? Dado o recente sucesso da neurociência em estabelecer equivalentes neurais à consciência, muitos diriam que esse impulso elétrico final é um mero disparo aleatório de neurônios – um último aceno antes do fechar das cortinas, por assim dizer.

Em outro estudo, também da Universidade de Michigan e também conduzido em ratos, os pesquisadores chegaram a uma conclusão alarmante: diante de uma parada cardíaca, o cérebro às vezes manda um sinal ao coração para "se desligar" e *acelerar* a morte.[69] A nova teoria proposta a partir disso é a de que pacientes que sofrem paradas cardíacas talvez possam ser salvos se os cirurgiões *obstruírem* essa atividade cerebral enquanto reparam o coração, evitando o sinal de desligamento.

Essa teoria sugere que os seres vivos têm seus próprios sistemas de autodestruição. Mas por quê? Pode-se especular que o cérebro tem uma estratégia de retirada "tudo ou nada" na forma da chave de "desligar" de uma máquina. Ele não vê outra saída e quer nos proteger dessa dor sem solução, então rapidamente joga a toalha como uma forma de misericórdia autoprotetora pré-programada. É quase como se o cérebro quisesse, a partir do momento em que a chave é virada, que o coração continuasse parado.

Isso nos traz de volta às EQMs. Um quinto dos sobreviventes de paradas cardíacas dizem ter tido visões ou outras percepções durante a morte clínica. Se o cérebro está de fato mandando sinais para o corpo se autodestruir ao notar um ataque fatal, talvez seja razoável teorizar que ele esteja tentando uma entre duas outras táticas de proteção possíveis: interpretar o que ele não consegue processar ou aceitar (ou seja, a morte) ou reconhecer o que está acontecendo e providenciar imagens reconfortantes para insensibilizar ou distrair o indivíduo moribundo. No segundo caso, o cérebro acalma o corpo para ele deixar que a natureza siga seu curso e encontre a paz, o equivalente a um curta-metragem que revela se temos IP alta ou baixa.

Há outras explicações possíveis para esses últimos surtos elétricos.[70] Alguns cientistas apontam para o excesso de dióxido de carbono no sangue. Os resultados de um estudo recente na Universidade de Kentucky sugerem que EQMs são, na verdade, um caso intrusivo de movimento rápido dos olhos (como no sono REM). Diante desse distúrbio, a mente da pessoa pode acordar antes do corpo, causando alucinações. Paradas cardíacas poderiam desencadear uma intrusão de REM no tronco cerebral, a região que controla as funções mais básicas do corpo e que pode operar independentemente do cérebro superior recém-falecido. Se possuímos baixa IP, a EQM que temos como resultado é um filme curta-metragem (ou sonho) que nossas mentes interpretam como algo de outro mundo.

Percepção de movimento

O tempo dirá se o estudo com ratos moribundos, realizado em 2015 na Universidade de Michigan e citado neste capítulo, levará a novas conclusões sobre EQMs. Desconectar o cérebro do coração pode prevenir mortes causadas por parada cardíaca (impedindo que a chave de "desligar" seja virada)? Obstruir a atividade cerebral em pessoas durante episódios desse tipo significa que aquelas que morressem e voltassem não passariam por EQMs?

Os mais céticos diriam "sim" para ambas as questões. É sabido que EQMs ocorrem entre pessoas de todas as idades, etnias e credos, e ainda assim são excepcionalmente raros os casos nos quais o indivíduo tem uma visão incompatível com seu histórico, sua crença e seu ponto de vista. Isso é, admitidamente, um cartão amarelo para aceitarmos as EQMs como um fato. A finada Elisabeth Kübler-Ross,[71] psiquiatra e autora de obras seminais como *On Death and Dying* (Sobre a morte e o morrer) e *On grief and grieving* (Sobre o luto), também publicou uma coletânea de ensaios baseados nos seus encontros com vinte mil pessoas que haviam tido EQMs. Ela reconhece o efeito cultural sobre a percepção da consciência mantida após a morte. "Nunca encontrei uma criança protestante que tenha visto a Virgem Maria nos seus últimos minutos, mas ela era vista por muitas crianças católicas".

Mentes manipuladas

Como todas essas alusões religiosas podem ser tão diferentes? Isso significa que há várias versões separadas e personalizadas do paraíso para cada afiliação possível (e, se sim, existe pré-venda na internet)? Ou as pessoas não querem aceitar ou divulgar uma versão do outro lado que não condiz com o seu modelo de crença no mundo real? Nossas mentes nos introduzem não só à *visão de mundo* que escolhemos aceitar (alta IP), mas também às *visões do outro mundo* que escolhemos aceitar (baixa IP). Até que a ciência tenha mais informações, não podemos refutar completamente a ideia de religiões coexistindo no além nem que as mensagens recebidas por EQMs sejam projetadas nas nossas mentes da melhor maneira possível para que nós as aceitemos. Nesses casos, ter baixa IP (ser um crédulo) ou alta IP (ser um cético) não é melhor ou pior, a não ser que a ciência refute definitivamente a realidade dessas EQMs.

Claro, seria difícil medir o estrago se todos aceitassem cegamente a ideia de haver um paraíso do outro lado. Haveria um aumento significativo no número de suicídios? Convenhamos: se sua vida fosse uma porcaria e a ciência provasse que o paraíso se assemelha ao retratado na pintura de Michelangelo, a morte pareceria bastante atraente (dito isso, não assuma esse risco. A vida é preciosa demais).

Com algumas exceções notáveis, os relatos de pessoas sobre suas EQMs também são relativamente livres de ira divina. Porém, pode ser que as pessoas que reportam EQMs sejam, no geral, benevolentes e tenham boa reputação na sociedade. Seria interessante ouvir o relato de uma EQM de um assassino ou estuprador, se um criminoso desse tipo tivesse uma para relatar. A pós-vida pareceria menos extasiante para *essa* pessoa?

Para os que acreditam em EQMs, assim como eu, há outra forma de pensar no que pode ocorrer caso o cérebro seja obstruído, impedindo esse tipo de experiência. Embora a alma possa fazer sua excursão pelo além durante esse período, parece que nossas mentes não estariam numa posição de reproduzir essa experiência, porque a parte da mente responsável pelo imagético não estaria funcionando para interpretá-lo para nós. Nossas mentes precisam de sinais cerebrais para explicar o inexplicável e/ou nos fornecer um filme sereno (e talvez revelador) com imagens familiares para distrair nossas mentes do fechar das cortinas. Quando estamos "entre mundos", nossas mentes ainda atuam de maneiras invisíveis e usam imagens, ideias, personagens e histórias que nos trazem conforto e nos ajudam a explicar sensações e percepções que não entendemos (ou que, psicologicamente, não queremos entender).

Consciência ao se estar inconsciente

A hipótese delineada até o momento neste capítulo não resolve a questão das pessoas que relataram ver ou saber de coisas que pareciam impossíveis durante suas EQMs, como o jovem Colton Burpo, que afirmou ter passado um tempo no outro lado com sua irmã, que morrera no útero e cuja existência ele desconhecia. Também há casos sem explicação de pessoas que descobrem, durante a EQM, que são adotadas ou que se encontram com parentes que nunca viram e descrevem suas características pessoais perfeitamente. Qual é o papel de nossa IP nessas circunstâncias notáveis?

O segredo reside na nossa consciência – uma questão muito debatida entre cientistas. Recentes descobertas na neurociência sugerem que a consciência reside firmemente dentro do domínio científico. Mesmo quando estamos inconscientes, nossos cérebros trabalham para interpretar experiências desorientadoras. Ninguém discordaria de que o cérebro está ativo nesses momentos, nessa área cinzenta em que juntamos os pontos com as profundezas de nossas mentes até que encontremos algo familiar e coerente. Sejam os sons ou as figuras em nossas mentes baseados em memórias enterradas ou formulados por nossas imaginações, eles dependem do que é familiar, do que nós temos (ou fomos condicionados a aceitar) como verdade. Uma criança como Colton Burpo, por exemplo, verá sua EQM pelo prisma de sua criação religiosa, incluindo experiências na escola dominical. Se Colton ouviu sua família falar da perda da irmãzinha (enquanto ele estava consciente ou inconsciente) ou intuitivamente leu algo nas entrelinhas, nunca teremos certeza.

Nós podemos também especular que a família Burpo predispunha-se a acreditar em milagres, dada a incrível natureza da volta do filho. Suas IPs talvez estivessem inclinadas a abraçar a ideia de que o filho vira a filha sem nome porque eles gostariam de acreditar que ela foi para um lugar melhor e cresceu no além. Seu maior desejo seria reunir-se com a filha menor no outro lado e algum dia até mesmo dar um nome a ela. Considerado esse desejo compreensível, não está fora de questão que os familiares tenham, sem o próprio conhecimento, plantado dicas sutis no imaginário de seu filho e reforçado aspectos de um paraíso bíblico.

Nada disso tem a intenção de "expor" a família Burpo – ou qualquer pessoa que tenha relatado um caso de EQM, a propósito. Não nego a convicção de Colton ou de sua família sobre sua experiência. Em vez disso, o que sugiro é que, enquanto estamos inconscientes, ainda existe um nível de consciência que nos permite ver, entender e juntar fragmentos, usando imagens, experiências e históricos familiares como informação e influência. Nossas mentes ainda precisam processar e retratar o que recebem "do outro lado" de forma que faça sentido para nós. Pode-se dizer que aqueles que são próximos a pessoas que sofreram EQMs têm baixa IP no sentido de que estão dispostas a aceitar os relatos. Isso não é necessariamente algo positivo ou negativo; o evento sustenta sua fé, e não há como provar que ele não foi real.

Experiências de quase morte de celebridades

Celebridades não são imunes a vírus ou experiências de quase morte.[72] Curiosamente, embora muitos famosos busquem atenção por suas trapalhadas na vida real, quando se trata de EQMs eles tendem a ser atipicamente reticentes em compartilhar suas histórias, como se não quisessem ser tachados de malucos ou viciados. Suas histórias, que geralmente são contadas quando surgem perguntas durante entrevistas, não são tematicamente muito diferentes daquelas contadas por outras pessoas: luzes ofuscantes, túneis, encontros com parentes falecidos no outro lado. Essas pessoas também afirmam ter recebido mensagens aconselhando que voltassem ao mundo dos vivos, e muitos descobriram depois missões para cumprir (como se tornar um ativista de direitos humanos) e/ou mudaram suas vidas, abandonando o uso de drogas ou encontrando religiosidade. Entre os famosos que dizem ter tido EQMs (e que ainda estavam vivos enquanto eu escrevia isto), figuram Tony Bennett, Donald Sutherland, Ozzy Osbourne, Sharon Stone, Chevy Chase e Gary Busey. Até o ex-presidente Bill Clinton diz ter tido uma EQM quando seu coração parou por 73 minutos na mesa de cirurgia. A experiência dele foi mais sombria que a da maioria: "Eu via o esmagar de máscaras escuras, como máscaras da morte sendo esmagadas, em série, e aí via esses grandes círculos de luz, e aí a imagem de Hillary ou o rosto de Chelsea apareciam na luz e depois voavam rumo à escuridão".[73]

Precisamente por isso é tão importante ressaltar a palavra "inteligência" em "Inteligência Perceptiva". Não é um feito pequeno para nossa mente inconsciente desembaralhar mensagens do inconsciente e traduzi-las em algo coerente e reproduções fiéis da vida real que sejam críveis para outras pessoas. Quanto mais relatos de EQMs são compartilhados, mais eles infiltram nossas psiques, por onde irão se esgueirar como peças de quebra-cabeça dormentes até o dia em que – daqui a bastante tempo – encararemos nosso inevitável encontro com a morte.

FLUTUANDO RIO ABAIXO: EXPERIÊNCIAS EXTRACORPÓREAS

As experiências extracorpóreas são similares às EQMs porque algumas delas também envolvem o paciente ter ficado morto por alguns minutos. Uma distinção frequente entre experiências extracorpóreas e EQMs é que as primeiras podem acontecer quando o sujeito ainda está clinicamente vivo. Há relatos de pessoas que deixaram seus corpos não só durante uma EQM, mas durante cirurgias, enquanto dormiam ou durante um coma. É incomum ouvir falar de uma experiência extracorpórea de alguém que não estivesse deitado de alguma maneira. Os casos mais comuns envolvem o sujeito flutuando acima do corpo enquanto está inconsciente, dormindo ou morto e olhando para o corpo como se estivesse separado dele. Às vezes, as pessoas veem os que estão ao redor da cama, além dos próprios corpos inertes.

Há um caso famoso de um paciente holandês que teve a dentadura removida enquanto sofria uma parada cardíaca. Depois que ele ressuscitou, as enfermeiras não conseguiam encontrar a dentadura. Então, o paciente disse a elas onde estava, embora estivesse clinicamente morto no momento da remoção.[74] Esse é um caso para o qual é difícil encontrar explicação.

O que temos a dizer sobre esse fenômeno em comparação às EQMs? Já fiz bastante suspense durante este capítulo, então agora vou contar minha própria experiência extracorpórea. Meu objetivo não é convencer nenhum de vocês de qualquer baboseira religiosa ou sobrenatural, mas demonstrar que ninguém (nem você, nem qualquer pessoa que você conheça) é louco por ter tido uma experiência extracorpórea. Também serve para fornecer uma contextualização acerca do modo como eu acredito que minha IP atuou durante aqueles momentos altamente intensos e aparentemente reais.

Em 1989, eu era um estudante na Universidade de Edimburgo, na Escócia. Entrei para a equipe de remo da universidade, passando a praticar exercícios exaustivos de preparação para a intensidade de navegar a favor e contra as correntes dos rios e lagos da Grã-Bretanha. Estava tão fisicamente condicionado que meu pulso em repouso batia cerca de 31 vezes por minuto, um número talvez baixo demais. Certa noite, enquanto dormia no meu quarto, tive a sensação de acordar e flutuar até o teto, vendo o meu próprio corpo dormindo. Acometeu-me o forte pensamento de que tinha que fazer uma escolha: ou eu continuava me afastando do meu corpo – o que significaria que eu morreria – ou poderia voltar ao meu corpo e viver. Eu fiquei pensando que ainda havia tanto a fazer e voltei para o meu corpo em repouso. Desde aquela noite, consigo me lembrar das sensações vividamente, como se o incidente tivesse acabado de acontecer; a experiência parecia tão real e era diferente de qualquer sonho que tive até aquele momento e desde então.

Antes que você vá pesquisar minha licença médica, posso garantir que ela é genuína e não foi comprada na internet. Não sou louco ou iludido, e não tinha tomado medicamentos na noite em questão. Porém, como as várias outras pessoas das mais diferentes origens que dizem ter tido experiências extracorpóreas, tenho convicção de que passei por algo único, e, pelo menos em algum aspecto, eu passei.

No começo de 2014, pesquisadores da Universidade de Ottawa conduziram um estudo com uma voluntária que dizia possuir a habilidade de ter experiências extracorpóreas sob o próprio comando.[75] Os resultados, publicados na revista científica *Frontiers in*

Human Neuroscience, revelaram que, embora a mulher de 24 anos estivesse em um estado de sono, seu córtex visual estava desativado. Sem o córtex visual envolvido, uma imagética motora cinestésica (diferente de "sinestésica"; detalhes sobre isso mais adiante) era produzida no seu cérebro a um ritmo fantástico, e então ela tinha a sensação de conseguir "ver a si mesma acima de seu corpo, com seus pés se mexendo para cima e para baixo, ao passo que ela mexia a cabeça no mesmo sentido, balançando-a como ondas do oceano". Ela teve outra experiência extracorpórea que "foi a mais intensa e envolveu a participante olhando para si mesma acima do próprio corpo, ambos girando no eixo horizontal".

OS QUE NÃO VEEM PODEM NÃO SER TÃO CEGOS ASSIM

De acordo com o *Psychology Dictionary*,[76] a imagética motora cinestésica pode ser definida como "a recriação cognitiva da sensação de movimento". Se o córtex visual se desliga (como aconteceu com a mulher no estudo citado anteriormente) ou é danificado, o resultado é uma óbvia incapacidade de ver, aliada a um aumento atípico na percepção. Esse fenômeno, denominado "visão cega", refere-se a pessoas que apresentam certa medida de orientação visual, mas sem a capacidade de ver no sentido tradicional.[77] Talvez isso esteja por trás de todas as experiências extracorpóreas.

A visão cega é um fenômeno reconhecidamente real, mas seria fácil desviarmos demais para o mundo dos gibis e para a história do advogado e super-herói Demolidor, que perde a visão em um acidente quando criança, um evento que amplia seus outros sentidos. Para evitar esse desvio, vamos nos concentrar no que de fato ocorre nesse fenômeno. O Dr. Ken Paller, professor de Psicologia na Universidade Northwestern que escreveu extensivamente sobre consciência, sugere que é possível para uma pessoa com danos no córtex visual "ainda receber sinais visuais por projeções vindas de estruturas cerebrais como o tálamo e o colículo superior, e essas redes podem mediar algumas habilidades visuais que atuam sem que percebamos".[78]

A visão cega é, portanto, comum entre pessoas que têm lacunas nos seus campos visuais, resultado de traumatismos no cérebro. Elas podem identificar objetos colocados em seus pontos cegos sem estarem conscientes do que estão *vendo*. Porém, e se levássemos a coisa um passo adiante? E as pessoas com deficiências visuais que navegam por obstáculos que não podem ver e não têm como esperar?

Um homem, conhecido no ramo médico como "Paciente TN", conseguiu tal feito.[79] TN perdeu o uso de seu córtex visual primário. A lesão havia sido severa o suficiente para anular o córtex visual primário em ambos os hemisférios do cérebro, uma condição chamada de cegueira cortical. Testes de visão em TN davam resultado nulo: ele era incapaz de detectar objetos grandes se movendo diante de seus olhos perfeitamente saudáveis. Pesquisadores fizeram TN andar em linha reta sem sua bengala para ver como ele reagiria. TN relutou de início, mas conseguiram convencê-lo a tentar. Afinal, qual a pior coisa que poderia acontecer? O que TN não sabia era que o corredor estava cheio de equipamentos do laboratório. Com a cabeça baixa e segurando levemente as mãos de outra pessoa, ele manobrou vagarosa mas habilmente por entre um tripé de câmera e uma cesta de lixo, e depois caminhou desviando-se de uma série de outros itens menores. Ele se moveu por entre os obstáculos perfeitamente, mesmo sem conseguir ver nada. Sobre o fenômeno da visão cega, os pesquisadores propuseram que não apenas alguns aspectos da visão são processados separadamente, mas que visão é diferente de percepção. Em outras palavras: *ver* e *saber* podem ser duas funções completamente diferentes.

Nos capítulos anteriores, exploramos como nossas mentes fornecem ideias e pistas para nos ajudar a destrinchar o mundo quando não podemos explicar o que nossos sentidos estão registrando. Se nossas suposições tornam-se irracionais ou não científicas, podemos cair no extremo baixo do espectro da IP; se questionarmos e procurarmos respostas, mas com flexibilidade e admitindo quando simplesmente não sabemos, nós nos aproximamos da alta IP. A aceitação cega do desconhecido muitas vezes leva ao absurdo, o que altas IPs identificam de imediato.

No próximo capítulo, falaremos sobre certo líder russo cujo ego tomou controle da IP e o levou a roubar um anel cobiçado... e a obter conquistas maiores.

5

Olimpíada de vaidade

Castelos de areia e de cartas, e a arte da autoilusão

Em 2014, fui às Olimpíadas de Inverno em Sochi, na Rússia, para torcer pelo meu paciente e querido amigo, o medalhista de ouro de 2010 no bobsled Steven Holcomb. Tinha uma relação próxima com Steven por tê-lo ajudado a vencer seu ceratocone, a doença que quase encerrou sua carreira olímpica.

Secretamente, eu torcia para que nada de especial ocorresse durante o evento, e que Steven e outros conterrâneos trouxessem um monte de medalhas para meu país. Mal sabia eu que, durante os Jogos, eu testemunharia da primeira fila a empreitada de um homem buscando se provar o líder mais poderoso do mundo e, posteriormente, convidando todos os presentes a juntar-se a ele em seu delírio desproposital.

Se há um indivíduo que vive num mundo de fantasia exagerado e muito afastado da realidade, esse indivíduo é Vladimir Putin. Putin tem pouca ou nenhuma vontade de separar a realidade da fantasia e, inclusive, parece fazer tudo a seu alcance para promover a segunda, especialmente em relação à sua própria imagem. Sua IP é tão distorcida que ele faz de tudo para convencer as pessoas da existência fantasiosa de um "Epcot Russo"* sob seu regime

---

* Epcot Center é o nome de um parque da Walt Disney World em Orlando, Flórida, que é uma mistura de parque de diversões com exposição internacional.

autoritário – e arrasta milhões de seguidores com baixa IP nessa viagem.

A FEIRA DE VAIDADE DE PUTIN

Para muitos, as Olimpíadas de Inverno de 2014 foram um evento transformador para Sochi, uma cidade subtropical e cheia de palmeiras localizada à beira do Mar Negro. Esse não foi o primeiro empreendimento russo organizado pelos mais altos escalões, mas pode ter sido o mais grandioso. Os jogos olímpicos de Sochi marcaram um ponto de virada, e deram origem a toda uma nova era dos megaprojetos russos. Dessa vez, porém, o ímpeto não era a ideologia comunista, mas, sim, a vontade singular do líder todo-poderoso do país, Vladimir Putin.

As Olimpíadas de Sochi foram feitas não só para glorificar a Rússia, mas também para ressaltar o papel do próprio Putin como restaurador do poderio do país. Após dezessete anos no poder, rodeado de bajuladores que apenas alimentam a visão que ele tem de si mesmo, Putin tem uma percepção da realidade que é mais distorcida que o espelho mágico de um parque de diversões. A imagem pessoal que ele gosta de projetar sugere um homem vaidoso que acredita em uma versão super-humana de si mesmo: o *facelift*, as fotos de divulgação mostrando-o sem camisa e montando um cavalo etc. Demonstrações de brutalidade no próprio país e fora dele, especialmente na Ucrânia, sugerem que Putin acredita que pode ter o controle de tudo o que desejar (em breve, neste capítulo, detalhes chocantes sobre o que ele roubou) e que ninguém – nem os Estados Unidos – pode ou vai pará-lo. Será que a realidade pode ser trazida ao mundo de fantasia de Putin?

Os Jogos de Sochi foram os Jogos de Putin, e ele os buscou com um fervor maníaco,[80] chegando a comparecer pessoalmente à última reunião do Comitê Olímpico relativa à escolha da

Olimpíada de vaidade

cidade-sede, realizada na Guatemala. Embora Putin não tenha tirado sua camisa e revelado uma tatuagem colorida dos Anéis Olímpicos em seu peito, ele se exibiu de outras formas. Primeiro, insistiu que os Jogos ocorressem em Sochi, o ponto mais ao sul da Rússia, com um clima similar ao do norte da Flórida. Sochi era mais conhecida como uma cidade litorânea subtropical e destino de férias de burocratas soviéticos e de russos destituídos de recursos para aventurar-se em viagens mais dispendiosas.

Por que Putin estava tão determinado a sediar as Olimpíadas? E em Sochi, ainda por cima? Certamente, como o suposto segundo homem mais rico do mundo (como ele conseguiu tanta riqueza é uma história para outro momento), não lhe faltava dinheiro e ele poderia construir um *resort* cinco estrelas para si em qualquer outro lugar do enorme país, se assim desejasse. O propósito dessa Olimpíada era duplo: seria uma chance de Putin ostentar a superioridade russa diante de uma audiência cativa global, consequentemente influenciando suas IPs, e também uma afirmação da autoimagem que o governante tinha de si, que ele queria exteriorizar.

Esses motivos faziam sentido do ponto de vista de Putin. Na era pós-comunista, ele buscava alterar a percepção de seu país, cujos governos têm um histórico infame de corrupção, opressão, apoio a ditaduras no exterior, destruição do meio ambiente, violência contra animais, apropriação dos cofres públicos, anexação forçada de ex-territórios soviéticos, manobras militares em larga escala e perseguição a liberdades civis e a qualquer forma de oposição.[81]

O mais importante, talvez, é que Putin estava decidido a cimentar sua própria autoimagem distorcida. Como você pode realmente convencer alguém de algo em que você mesmo não acredita? Não há dúvida, em minha mente, de que Putin acredita na própria fama. Ele cultivou e alimentou essa persona de cara durão, mas não é mera fanfarronice. Ele não se enxerga secretamente como um fracote de 45 Kg, e sua imagem não é mera "fachada", como o então presidente Barack Obama uma vez alegou.[82] Eu diria que ele acredita em sua própria propaganda. Sua percepção de si mesmo e de seu país é um exemplo de "realidade errada", de uma IP que saiu do sistema.

A GRANDE ILUSÃO

Nos países ocidentais, muitos culpam o governo por quase tudo que estiver errado (mesmo coisas que fogem ao controle do governo, como o preço do petróleo, a bolsa de valores e Pokémon GO). Na Rússia, a maior parte dos cidadãos faz o contrário. Em vez de tratar Putin como alvo por seu terrível histórico, que envolve desde corrupção a violação de direitos humanos, muitos russos mantêm um respeito cego por seu forte líder, enxergando o partido e a burocracia como o problema, não o homem em si.

Como isso é possível? Putin está ardilosamente moldando a IP de seus compatriotas ao manipular a afeição histórica e cultural russa por líderes fortes. Ele construiu sua imagem pública com base nesse princípio, o que o guiou a escolher suas cruzadas. Ele implementou políticas conservadoras de olho na Igreja Cristã Ortodoxa, como as leis antiblasfêmias, que incluiu a perseguição à banda Pussy Riot por fazer protestos contra ele e por cantar na Catedral de Cristo Salvador de Moscou em 2012.[83]

Putin sabia que essa tática mexeria com as pessoas e fortaleceria sua popularidade, visto que grande parte da população russa é conservadora e religiosa, apesar dos anos sob regime comunista. A popular cruzada de Putin contra a "sodomia" remete ao tempo dos czares, que eram oficialmente conhecidos como os defensores da fé Ortodoxa.[84] O que havia funcionado antes de 1917 voltou a funcionar. A imagem czarista do regime de Putin nunca foi tão clara como na reinauguração da Frente Popular Russa em Moscou, em junho de 2013. A Frente de Putin é um movimento político que ele criou, claramente com a intenção de livrá-lo do seu partido impopular, o Rússia Unida. Quando Putin entrou no local, a multidão irrompeu num canto de guerra bem ensaiado: "Povo, Rússia, Putin", um *slogan* claramente derivado do lema czarista "autocracia, ortodoxia, nacionalidade", que descreve o sistema de legitimidade política anterior à Revolução Comunista de 1917.

Autoimagem com esteroides

Há algumas semelhanças incríveis entre o reino de Putin e a administração do presidente Donald Trump, assim como entre a influência de cada um sobre como são percebidos. Isso não é tão surpreendente, visto que Trump tem um histórico longo e documentado de comentários públicos e em redes sociais demonstrando sua admiração por Putin. Em 2007, ele disse a Larry King que achava que Putin estava "fazendo um excelente trabalho de reconstrução da imagem da Rússia e também de reconstrução da própria Rússia". Em 2013, "tuitou" duas vezes sobre Putin, uma vez perguntando se o presidente russo poderia ser seu "novo melhor amigo" e outra perguntando se Putin compareceria ao Miss Universo em Moscou. Durante sua campanha presidencial, Trump mostrou-se eufórico ao saber que Putin havia se referido a ele como um "gênio". Putin e Trump se encontraram pela primeira vez no verão de 2017 diante da imprensa.[85] Eles pareciam um tanto amigáveis. Foi como uma cena de *Os bons companheiros* ou *Família Soprano* o momento em que Putin se aproximou de Trump, apontou para os jornalistas e perguntou: "São eles que estão te machucando?", ao que Trump respondeu: "São eles".

Será que Trump conscientemente (ou inconscientemente) seguiu a deixa de Putin para criar uma autoimagem e influenciar

Mentes manipuladas

> nossa IP? É possível. O presidente dos Estados Unidos, como Putin, preocupa-se profundamente com sua autoimagem e tem usado técnicas similares para criar uma percepção de "forte liderança" para o público (embora ainda não o tenhamos visto sem camisa sobre um cavalo). Trump essencialmente busca dizer que ele é um "líder forte e grandioso" com sua contínua associação com Putin, elogiando-o e admirando-o.

AS CONSEQUÊNCIAS DE SOCHI

Quando a Rússia se candidatou a sediar os Jogos de 2014, a estimativa de custos correspondia a um valor relativamente banal de dez bilhões de dólares (banal na escala das Olimpíadas, claro). Porém, o evento acabou custando exorbitantes 51 bilhões.[86] Para controlar os gastos governamentais, Putin repassou o custo dos Jogos Olímpicos aos maiores bilionários do país. Mas os gastos fugiram do controle até mesmo para os russos mais ricos, e o estado se envolveu num sofisticadíssimo esquema de pirâmide, usando um de seus próprios bancos para emprestar dinheiro aos bilionários, que, por sua vez, o doavam de volta para o governo. O governo russo instaurou 27 diferentes investigações criminais "oficiais" relativas a supostos desvios de verba, mas nenhuma alma viva foi levada ao tribunal.

E isso não é tudo: os estádios brilhantes e os ginásios de primeira linha só ficaram prontos porque milhares de migrantes trabalharam exaustivamente sob condições terríveis, praticamente sem nenhum dia de folga. Qualquer um que reclamasse era demitido ou até deportado.

Os trezentos mil habitantes de Sochi também não se deram muito bem. Eles tiveram de lidar com quedas de energia, meses sem água corrente e poluição das áreas de construção. Estima-se que duas mil famílias tenham sido despejadas de suas casas pelo equivalente russo à desapropriação e, apesar da promessa da Olimpíada mais verde de todos os tempos, vários quilômetros quadrados de florestas antigas foram derrubados no antes protegido Parque Nacional de Sochi, isso sem falar de um Patrimônio Mundial da Unesco nos arredores.

É agora de conhecimento geral que oficiais russos conduziram um programa de *dopping* nos Jogos de Sochi, fornecendo aos atletas drogas para melhorar seu desempenho e manipulando suas amostras de urina para acobertar o esquema.[87] O *dopping* envolvia pelo menos treze medalhistas russos, incluindo Alexey Voevoda e Alexandr Zubkov – os principais concorrentes de Steven Holcomb na competição de bobsled. A Rússia ganhou mais medalhas que qualquer outro país, e nenhum atleta sequer foi pego no antidoping durante os jogos.

Em 2014, a Agência Mundial Antidoping investigou a competição e emitiu um relatório identificando Grigory Rodchenkov, o homem responsável por administrar o teste em milhares de atletas olímpicos, como o elemento-chave. A Rússia foi temporariamente suspensa de competições de atletismo, e muitos atletas foram proibidos de competir nos Jogos de Verão de 2016, no Rio de Janeiro.

Com toda a sua fanfarra, as Olimpíadas de Sochi foram um exemplo arrepiante de como um homem buscou solidificar sua imagem pública a qualquer custo. E como, dentro dos limites de sua influência, ele teve sucesso. Dois anos depois, em maio de 2016, Putin alcançou estonteantes 82 por cento de aprovação, o que incluía apoio positivo de partidos adversários. Com toda a corrupção descarada, maus gastos e malefícios em Sochi, como Putin, que estava tão envolvido no cenário dos Jogos, não apenas se safou – enquanto outros ficaram com a culpa –, mas também ampliou sua imagem pública de força a proporções gigantescas?

A arte da virada: Putin rouba o anel do Super Bowl de Kraft

Nunca a expressão "jogo político" foi mais apropriada do que para batizar o relacionamento bizarro entre Robert Kraft, bilionário e dono do time de futebol americano New England Patriots, e o presidente russo Vladimir Putin. A história começa em 2005, quando Kraft visitou o palácio de Constantino, em São Petersburgo, com o então presidente do Citigroup, Sandy Weill, e se encontrou com Vladimir Putin. Noticiou-se posteriormente que, na ocasião, Kraft mostrou a Putin o seu anel de vencedor do Super Bowl XXXIX e que o líder russo admirou-o, colocou-o no bolso e foi embora. As notícias davam a entender que Kraft não havia dado o presente voluntariamente. Meses depois, Kraft emitiu uma nota dizendo que decidira "dar o anel como um símbolo de respeito e admiração que eu tenho pelo povo russo e pela liderança do presidente Putin". Em junho de 2013, durante uma fala em um evento em Nova York, Kraft forneceu um relato diferente do incidente e acusou Putin de ser um ladrão de anel: "Eu tirei o anel e mostrei, e ele o pôs e disse 'eu poderia matar alguém com esse anel'... eu tirei a minha mão e ele pôs o anel no bolso, e três caras da KGB ficaram em torno dele e foram embora". Kraft ficou tão frustrado com isso que levou o assunto à Casa Branca de Bush, recebendo a resposta de que seria melhor para as relações políticas tratar o anel como um presente.

Após a segunda versão da história ser divulgada pela imprensa, Putin disse que não se lembrava de ter se encontrado com Kraft e fez uma proposta: "Vou pedir para nossas empresas fazerem algo muito bom e grande, de modo que todos vejam como é caro, com metais preciosos e uma pedra, para que seja passado de geração a geração pelo time cujo interesse é representado pelo sr. Kraft".

Quando Putin foi novamente questionado sobre o incidente, seu porta-voz oficial sugeriu que Kraft imaginara coisas e que talvez precisasse de "psicanálise". Embora a situação continue num impasse, o anel de Kraft do Super

> Bowl de 2005 continua em posse de Putin. Ele se encontra hoje em exposição em Moscou, numa biblioteca do Kremlin que é dedicada a presentes. Não se sabe se Kraft alguma vez foi visitar seu anel.[88]

A REALIDADE DA INFLUÊNCIA

Muitas pesquisas mostram que o povo russo prefere um líder forte do que uma democracia sólida.[89] Embora isso possa parecer chocante, faz sentido: séculos de história russa e condicionamento cultural moldaram a percepção dos russos de como um líder deveria ser e de como esse indivíduo faria a intermediação entre o governo e o povo. Putin sabe muito bem disso e ardilosamente influenciou a IP do seu país; ele criou e mantém uma imagem de si mesmo que se baseia na percepção popular coletiva de como um líder deve ser.

Ao longo dos anos, os feitos viris de Putin bem fotografados incluem pesca, exploração subaquática, cavalgada, motociclismo, luta contra incêndios, mergulho, rafting e... a sedação de um tigre.[90] Para acentuar essa imagem, em eventos de caridade ele já cantou, tocou piano e contribuiu com pinturas originais. Que homem versátil, não?

Em comparação, é difícil imaginar um presidente americano fazendo tantos esforços para passar uma imagem pública dessa natureza. Theodore Roosevelt podia gostar de caçar, mas isso era um gosto pessoal; embora essa imagem atraísse um certo aspecto exploratório do povo americano, era quem ele era e não uma fachada que ele construía e tentava promover. Em 1992, Bill Clinton colocou óculos escuros e tocou saxofone no programa *The Arsenio Hall Show* durante sua candidatura presidencial;[91] embora mostrar seu aspecto mais divertido o tenha ajudado a ganhar alguns eleitores, era mais uma jogada publicitária de momento do que uma criação de imagem a longo prazo. Como presidente, ele não repetiu seu solo de sax em nenhum outro programa televisivo de entrevistas.

A fixação de Putin por sua autoimagem é tão aguda que ele precisa reforçá-la a todo momento. Seja pela força das Olimpíadas, por fotografias ao ar livre que mostrem como ele é viril ou por tirar vantagem de um bilionário americano ao roubar um símbolo esportivo nacional, Putin criou uma versão fantasiosa de si mesmo que agora é aceita pela maior parte de seu povo. Ele acessou o inconsciente coletivo da Rússia e lhe deu a imagem de um líder profundamente arraigada em suas psiques, desde o tempo dos czares.

Será que Putin se enxerga como realmente é? Ou ele distorceu tanto a realidade que agora acredita na farsa que ele mesmo criou? Considerando que Putin não tem os pais para lhe darem uma bronca, creio que ele acredita que sua imagem fabricada é real, mas talvez nunca tenhamos certeza. O que é quase certo, porém, é que, enquanto Putin conseguir manter sua imagem exterior, ele terá o apoio de seu governo e de seu povo, independentemente do que fizer, porque *gostam do que ele representa*. Em um nível inconsciente, os russos sentem que serão uma nação forte enquanto houver um líder visivelmente forte no comando.

O conquistador russo vive em um mundo fabricado por sua IP iludida. Putin pode não ser comparável fisicamente a nenhum atleta profissional (por mais que ele gostasse de ser visto assim, como demonstram fotos tiradas em 2017 em que ele vestia equipamentos de hóquei), mas há destaques genuínos no mundo dos esportes que acessaram suas IPs para obter grandeza, assim como estrelas com baixas IPs que sofreram grandes derrocadas. Trataremos disso e dos perigos perceptivos de torcidas fanáticas no próximo capítulo.

6

Hora de malhar

Inteligência Perceptiva e esportes

Usualmente, maravilhamo-nos com atletas que conseguem completar uma maratona em duas horas e vinte minutos, rebater uma bola de beisebol a mais de cem metros de altura ou descer de esqui uma encosta de montanha a 136 quilômetros por hora. Esteja a pessoa em uma modalidade individual, em um esporte coletivo ou nas Olimpíadas, é preciso mais do que boa predisposição genética, habilidade física, coordenação entre mãos e olhos e horas de trabalho e prática para que um atleta se torne o primeiro no seu esporte. Todos esses aspectos certamente são úteis, assim como fatores mais difíceis de medir, como perseverança e determinação, mas, quando o sucesso atinge o nível de um Michael Phelps ou uma Serena Williams, algo mais está em jogo... e não são anabolizantes.

Quando campeões chegam ao topo, eles parecem inabaláveis, irrefreáveis e insuperáveis quando se trata de autoconfiança e vitórias. Mas como exatamente eles chegam lá? Eles tomaram muito Neston? Beberam cinco ovos crus como *Rocky: um lutador*? Ou eles têm seus truques "para dar sorte", como Michael Jordan, que usava uma cueca azul de seu time universitário da Carolina do Norte por baixo do uniforme do Chicago Bulls?

Estejam ou não esses atletas cientes disso, suas IPs estiveram com eles em cada passo do caminho, embora em diferentes formas, dependendo das circunstâncias e do indivíduo. Neste capítulo, explicaremos por que é tão crucial para qualquer um que pratique esportes e exercícios obter uma alta IP, a fim de dar o salto de confiança e estar convencido de que todo o trabalho duro vale a dor e o esforço. Também decifraremos por que a IP faz alguns times fracassarem e outros decolarem ao ápice de seus esportes só para mandá-los de volta ao fundo do poço. Por fim, não podemos nos esquecer dos dedicados torcedores, cujas emoções, modelos de crença, ações e tatuagens são significativamente afetados pelo desempenho de seus times (em cada partida e em cada temporada) e os conduz a vidas fantasiosas devido a suas baixas IPs.

DANDO UMA DESCARGA NO SEU CÉREBRO

Há décadas sabemos que a prática de exercícios é benéfica para o nosso corpo em termos de controle da obesidade, saúde cardiovascular, força muscular, flexibilidade, resistência aeróbica, disposição para o sexo e estimativa de vida. Igualmente importante é o modo como as atividades físicas interagem com o cérebro e o estimulam de inúmeras maneiras visíveis e invisíveis. Vários estudos mostraram que se exercitar pode reduzir o estresse, melhorar o humor e até combater o impacto do pensamento negativo e da depressão.[92] Os efeitos residuais, segundo cientistas, também incluem autoestima elevada e uma redução da percepção de dor. Então, um dia ou dois após seu treino na academia, você pode pensar em todos esses benefícios enquanto toma um anti-inflamatório e massageia seus braços e pernas doloridos!

Como o cérebro consegue esses benefícios não é mais um mistério. Durante o exercício, o corpo libera uma substância química conhecida como endorfina, que viaja até receptores no cérebro, atua como estimulante e faz com que algumas pessoas tenham uma sensação de euforia ou um "barato". Inclusive, sabe-se que alguns tipos de endorfina exercem um efeito analgésico no cérebro e na coluna espinhal, similar à morfina.[93]

Dito isso, reconheço que o poder da ciência provavelmente não é suficiente para inspirá-lo a começar uma rotina de exercícios se você já está enraizado nas almofadas do sofá. A realidade é que muitos de nós detestamos exercícios, apesar de reconhecermos seus benefícios. O efeito causado pela falta de exercícios físicos é o contrário do anterior: nossos cérebros tornam-se complacentes e preguiçosos, sentimo-nos letárgicos, nossos músculos atrofiam e passamos a ter horror de pensar em colocar roupas de academia. De antemão, nossas mentes imaginam uma rotina de exercícios recheada de imagens de agonia e cansaço desnecessário: o trânsito demorado para chegar à academia, o aquecimento chato, a irritante espera para usar o aparelho certo, o estalo de juntas saindo da hibernação, o ácido lático ardendo nos músculos, o fôlego desesperado por um pouco mais de ar e o suor na testa. Os músculos, que não eram usados há muito tempo, dizem-nos "esquece", e nós inventamos todo tipo de desculpa para dizer que não podemos ou não devemos ir: "Uma antiga lesão pode voltar a doer", "não vou chegar em casa a tempo de ver meu programa favorito", "está frio demais" e, assim, cada vez mais nos afundamos no sofá com o controle remoto em uma mão e uma rosquinha de geleia na outra. Nossas endorfinas permanecem inativas, e nos sentimos mais sonolentos do que nunca e absurdamente culpados por não termos ido à academia. "Amanhã", pensamos. "Amanhã me exercito *em dobro.*"

Se você é um daqueles procrastinadores crônicos, cuja carteirinha da academia feita em janeiro não é usada depois do dia 1º de fevereiro, no fundo você sabe que aquela ida à academia não vai estar no seu calendário amanhã, nem depois de amanhã, nem dois ou três dias depois. Por quê? Porque sua mente agora associa exercício com todos os seus pensamentos negativos, reduzindo sua IP ao fazê-lo aceitar como fato uma visão distorcida.

No entanto, se você malhasse uma vez por semana, depois subisse esse número para duas vezes, até chegar a cinco ou seis vezes, algo diferente poderia ocorrer na sua mente. Em vez de se imaginar numa esteira com o peito ofegante, você começa a pensar em um monte de outras coisas: quanto peso você perdeu, o quanto o seu corpo parece mais bonito diante do espelho e como você pode estar interessado em uma nova roupa para o seu novo corpo esbelto. Alguns de nós passam a pensar tanto em exercício que ir à academia se torna uma compulsão. Por quê? Porque resultou em um estado prazeroso durante e depois, e estamos enfim relacionando exercícios a memórias e imagens de sensações e recompensas positivas.

Agora, imagine que você seja um atleta profissional que se submete a várias horas de exercícios e treinamentos exaustivos todos os dias. A motivação para se forçar a fazer tudo mais rápido, com mais força e por mais tempo não envolve apenas os benefícios que mencionamos antes; envolve sua subsistência, reputação, família, legado, patrocinador, o sonho da sua vida e os desafios e obstáculos de vitórias e derrotas passadas. Os cérebros e corpos de atletas de alto rendimento são condicionados, por repetição – e pelos apelos de técnicos e treinadores –, a saber o que uma rotina de exercícios rigorosos significa de verdade, e eles têm, formadas em suas mentes, imagens dos resultados finais. Nesse sentido, a IP se torna um mapa, guiando atletas por suas jornadas e lembrando-os consciente e inconscientemente do motivo pelo qual eles têm de continuar trabalhando cada vez mais duro todos os dias.

Para profissionais, atletas de elite e viciados em exercício, atividades físicas ininterruptas têm um efeito adicional no cérebro: elas melhoram a atividade da substância branca. Talvez você já tenha ouvido falar da substância cinzenta (em expressões como "botar a massa cinzenta pra funcionar"), que é a área do cérebro na qual processamos informação e onde os sentidos são controlados.[94] A substância branca, da qual você dificilmente ouve falar, corresponde a, aproximadamente, *sessenta por cento do cérebro* e serve de tecido conector ou sistema de comunicação para a massa cinzenta. Cientistas acreditam que, se não nos exercitarmos o suficiente, a substância branca começa a se deteriorar e, ao longo do tempo, sofremos perda de memória e nossa capacidade de processar informação visual e auditiva fica prejudicada. Depois que essas funções são afetadas, nossa força de vontade diminui descontroladamente, prejudicando nossa IP; não conseguimos, por exemplo, lembrar-nos de detalhes, então nos concentramos em percepções antigas e nos atemos a elas por teimosia. Quantas vezes já não vimos um casal mais velho brigar por causa de uma lembrança tênue de algo mundano, como se o nome do gato há muito tempo falecido da tia Fern era Sam ou Max?

No entanto, com a prática frequente de exercícios físicos ao longo do tempo, a substância branca torna-se mais duradoura, o que resulta em uma memória melhor, uma percepção mais aguçada e menos risco de demência e doença de Alzheimer. Um estudo recente revelou que a quantidade de substância branca entre pessoas na casa dos setenta anos fisicamente ativas era superior à de grupos de indivíduos sedentários, ainda que esses últimos, muitas vezes, fossem mais jovens.[95] Em termos de IP, o céu é o limite para pessoas que se exercitam com frequência ao longo do tempo; como a substância branca e os tecidos conectivos dessas pessoas estão bem preservados, elas tendem a ser mais lúcidas e sensatas na hora de interpretar a realidade e diferenciá-la da ficção. Seja algo que ocorreu anos atrás ou um incidente testemunhado em tempo real, indivíduos que se mantiveram ativos provavelmente conseguirão enxergar e descrever o evento com uma precisão altíssima. Há boas chances de que eles consigam compreender e transmitir as emoções vividas durante esses momentos com igual exatidão. Isso em si já deve convencê-lo a lutar contra os pensamentos de cãibras musculares e peito ofegante e ir direto pra academia, não?

ESPORTE É QUESTÃO DE CONFIANÇA E PERCEPÇÃO

Possuir uma alta IP em esportes tem tudo a ver com como você se enxerga encaixando-se no contexto. Você se sente tranquilo e confiante quanto às suas habilidades em campo? Ou sua voz interior diz: "Ah, não. Nunca conseguirei fazer um gol nesse goleiro. Ele vai me fazer passar um vexame de novo, tenho certeza"? Nesse caso, você perdeu antes mesmo de chutar a bola.

Em um experimento, foi solicitado a 23 voluntários que chutassem uma bola de futebol americano, fazendo-a atravessar as traves verticais a nove metros de distância.[96] Após um aquecimento, pediu-se aos voluntários que opinassem sobre a altura e a largura das traves, usando para isso uma miniatura portátil em escala, feita de tubos de PVC. Então, cada um deles deu dez chutes. Imediatamente após o último chute, os participantes repetiram a medição perceptiva.

O resultado foi chocante. Antes de chutar, todos tinham a mesma percepção do tamanho das traves (por sinal, uma percepção imprecisa). Após os dez chutes, aqueles que tiveram os piores desempenhos – os que acertaram dois ou menos chutes – viam o gol dez por cento mais estreito do que haviam registrado antes e percebiam a posição da trave inferior como alta demais. Por sua vez, os melhores – que acertaram três ou mais – viam o gol dez por cento mais largo. Em outras palavras: o sucesso do seu desempenho influencia como você vê o mundo e determina a sua IP.

Em outro estudo, remadoras de elite foram testadas em um aparelho conhecido como remo seco. Os pesquisadores disseram a um grupo que estava indo mais rápido do que de fato estava. Para outro grupo, disseram que o ritmo era mais lento do que de fato era. Os resultados contam uma história fascinante: as participantes do primeiro grupo reduziram a velocidade porque não acharam que poderiam manter o ritmo; o oposto ocorreu no segundo grupo, que *aumentou* a velocidade para tentar compensar. Em ambos os casos, as percepções foram desajustadas por informações incorretas, o que teve um impacto direto em seus desempenhos.

Sabe-se que nossas mentes nos ajudam quando nos sentimos mal com nosso desempenho ou precisamos de uma justificativa. Um jogador de futebol que erra um chute fácil pode culpar o vento e se convencer de que o erro ocorreu por causa disso mesmo. Mas essa adaptação serve um propósito evolutivo. Se o *kicker* de um time de futebol americano enxerga as traves mais estreitas do que são, ajusta-se com base nesse equívoco e mira com mais precisão na tentativa seguinte.

Supondo que tenhamos a mente sã e não soframos de problemas neurológicos, nossas percepções conscientes do mundo são estáveis. Os níveis de força, confiança, medos, desejos e qualquer número de fatores mutáveis alimentam nossa percepção sobre os objetos ao nosso redor. Ainda assim, há uma série de coisas que atletas podem fazer em um nível inconsciente para influenciar suas mentes e ajudar seus corpos a ter um melhor desempenho.

PENSANDO VISUALMENTE

Hoje, no mundo dos esportes, provavelmente não há qualquer atleta profissional que não tenha tentado ao menos uma forma de *visualização criativa* para melhorar o desempenho.[97] Superficialmente, isso pode parecer conversa mole, mas a visualização criativa tem sido uma ferramenta eficaz para muitos atletas em vários esportes. Em termos simples, a visualização criativa é uma técnica usada na criação de imagens mentais que ajudam a transformar pensamentos, vontades e metas em realidade. Essa técnica não é usada só por atletas, podendo ser aplicada por qualquer um prestes a encarar um desafio, de um funcionário de empresa que busca uma promoção a um ator fazendo o teste para o papel de uma ameixa.

A visualização criativa não é um pensamento positivo ou sonho; seria mais adequado descrevê-la como uma forma de melhorar a concentração, a memória e a percepção. No beisebol, por exemplo, rebater é uma prática repetitiva que requer postura adequada, um *swing* consistente e nivelado, pulsos extremamente rápidos e excelente coordenação entre olhos e mãos. Se você se enxergar várias vezes fazendo um movimento de rebatida correto e convincente, seu cérebro irá traduzir essa imagem visual e armazená-la para quando chegar a hora de rebater. Muitos exercícios de visualização criativa envolvem criar uma visão do resultado final, como a bola de beisebol passando por cima da arquibancada, a bola de basquete caindo na cesta, a bola de futebol tocando a rede do gol etc. Ao imaginar a execução bem-sucedida da atividade, o atleta também produz uma fantasia para processar esse "filme" e reproduzi-lo sempre que for necessário; a fantasia torna-se realidade porque a mente viu acontecer e sinaliza ao corpo como se faz, aumentando a autoconfiança. Como poderia deixar de acontecer se você viu o sucesso desejado de novo e de novo, fixando-o na sua cabeça?

Tive o privilégio de conversar sobre visualização criativa com minha amiga e tenista, integrante do hall da fama, Pam Shriver.[98] Embora ela admita que a técnica não fosse corriqueira no seu tempo, na década de 1980, ela ainda assim se utilizava de uma forma de visualização "com mais frequência ao jogar do que antes da partida". Shriver tinha plena consciência de que seu ponto forte era seu saque. "Meu saque era a jogada mais importante no meu repertório. Quando eu não sacava bem, sofria mais do que os outros", ela descreve. "Alguns [jogadores] podem visualizar técnica, mas eu visualizava o saque, a direção que a bola ia tomar e onde ela quicaria... Fiquei tão confiante no meu saque que seria capaz de acertar uma moeda com a bola".

ENTRANDO NA ZONA

Até aqui, estabelecemos que a prática de exercícios extenuantes a longo prazo ativa as células brancas no cérebro e que a visualização criativa ajuda a colocar imagens vitoriosas em nossos filmes mentais, mas há outro fator crítico que faz um atleta passar de bom a excelente a lendário: entrar "na zona", a grande meta dos esportistas. Atletas masculinos e femininos falam dela como se fosse um lugar real para se visitar, uma utopia do esporte, no qual apenas o suprassumo dos profissionais tem direito de morar. Quando atletas falam em "estar na zona", referem-se a um estágio em que tudo acontece com facilidade e naturalidade; é como se os heroísmos feitos *fossem destinados a acontecer*. Para um rebatedor nessa zona, o taco parece mais leve, a bola aparenta ser maior e parece arremessada em câmera lenta, como no filme *Um homem fora-de-série* (estrelando Robert Redford e baseado num livro de Bernard Malamud[99]). Isso não é exclusividade de jogadores de beisebol: no futebol, o gol parece maior; no basquete, a cesta parece mais baixa; no esqui, os declives parecem nuvens. Ficamos mesmerizados por atletas quando eles entram na zona porque é como se presenciássemos poesia em movimento e, naquele momento, parece que nada pode pará-los. Para esses atletas, a zona é uma aura que os rodeia, como se ordenada pelo destino.

Seria a zona um clichê ou há um caminho claro para chegar a ela? Alguém teria como baixar um Google Maps no cérebro para entrar nesse lugar dourado?

Talvez não haja ninguém na história do esporte profissional que tenha passado tanto tempo nesse lugar dourado quanto Michael Jordan, o astro da NBA, hoje aposentado. Jordan deve pelo menos parte do seu sucesso ao psicólogo do esporte e autoridade em meditação George Mumford, que também é autor do livro *The mindful athlete*[100] (O atleta focado). Embora elementos de visualização criativa estejam envolvidos no treinamento de astros da NBA, como imaginar a cesta antes de arremessar e prever o que acontece antes que a bola encerre o trajeto, Mumford leva o conceito muito mais adiante, orientando atletas sobre como "estar presente no momento" e usando, para isso, várias técnicas de meditação que ele aprendeu com Jon Kabat-Zinn. Essa não é uma habilidade fácil de se cultivar e não tem nada a ver com aprender a bater a bola ou arremessar. São necessários muito tempo, muita paciência e muitas sessões de meditação, e os atletas precisam não só ter mentes aguçadas e focadas, mas também ser capazes de silenciar qualquer outro pensamento quando assim desejarem. Isso pode parecer contraintuitivo e ridiculamente absurdo. Por que cargas d'água atletas de basquete deveriam desligar suas mentes no meio de um jogo? Isso não resultaria em festa para o time adversário?

No entanto, quando conseguem desligar suas mentes, os atletas são capazes de atingir diretamente o inconsciente. Isso significa que anulam qualquer ruído que possam ter na cabeça – uma briga em casa com o parceiro, o bife daquele jantar em um restaurante chique, o comentário irônico do repórter no jornal do dia anterior, o barulho ensurdecedor da torcida – para se conectar às imagens formadas repetidas vezes durante meditações.

Para Michael Jordan, "estar no jogo" significava mergulhar

nesses enormes reservatórios de intuição quando quisesse e saber precisamente que movimento fazer numa fração de tempo minúscula. Para um homem com IP fora de série (em termos de criar uma imagem fantasiosa e torná-la realidade), intuição absurda e enorme sede competitiva como Jordan, não era necessário que houvesse deliberação consciente. Ele podia simplesmente acessar mentalmente as imagens corretas e aplicá-las no momento exato. Com a mente consciente deixada de lado por ele, seu inconsciente tomava o controle e formava um canal simples entre seu sistema nervoso e seus músculos, sem nada para prejudicar o processo. Dessa maneira, Jordan conseguia se adaptar ao estímulo do momento, deslizando pelo ar e por entre adversários como se estivesse possuído.

Muitos atletas contemporâneos encontraram seus próprios métodos para criar a realidade que buscam usando a IP. Will DeYonker, jogador de bilhar e portador de autismo, tem o dom de ver imagens em 3D na cabeça quando vai tentar uma tacada complexa. Ele então mapeia essas imagens em diagramas que leva consigo a torneios e eventos.[101] O renomado surfista Laird Hamilton, que já surfou ondas de mais de vinte metros de altura, frequentemente fala sobre como entra na zona. Kerri Walsh, que tem três medalhas de ouro olímpicas e ganhou mais torneios de vôlei de praia que qualquer outra pessoa, já foi vista meditando e fazendo treinamento para o cérebro.[102] Steven Holcomb, o maior piloto de bobsled da história dos Estados Unidos, conseguia se enxergar pilotando em cada curva de cada pista de bobsled do mundo. Tommy Phan, jogador de beisebol do St. Louis Cardinals (e um paciente meu com ceratocone), quando está na posição de rebatedor, concentra-se em ver a bola sair do arremessador e visualmente traça seu trajeto até o taco. Tudo isso para mostrar que, embora estar em plena forma física faça uma grande diferença, visualizar o sucesso para acessar os recessos mais profundos da mente tem o potencial de lançar uma grande estrela à estratosfera.

Esportistas também usam essas técnicas para interromper a empolgação de seus adversários. Pam Shriver admite que, como qualquer outro tenista profissional, tem dias em que está "fora de sintonia" e sua oponente do outro lado da quadra está fazendo picadinho dela. "Pode ser que você esteja com uma virose ou só sente que há algo de errado", ela descreve. "Há algumas coisinhas que você pode fazer. Pode pedir tempo e sentar na cadeira para quebrar o embalo do outro jogador." Em outras palavras, se você está enfrentando um oponente aparentemente invencível que está na zona, você tem que dar um jeito de desativar o filme na mente dele. Ao quebrar a concentração do adversário, você separa corpo e mente e traz aquela pessoa de volta ao estado de consciência plena, no qual distração e dúvida voltam a entrar em jogo. Quando se trata de derrotar e baixar a IP de profissionais no seu melhor e dentro da zona, só os campeões de verdade podem encontrar a coragem, a concentração e a força para responder com sua engenhosidade e seu treinamento, para então entrar na própria zona.

Adentrar a zona sagrada não é exclusividade de atletas de elite... Tampouco se restringe ao âmbito dos esportes. De certa forma, todos nós estivemos na zona em alguma área. Quando eu faço cirurgias oculares, concentro-me tanto no meu trabalho que nem reparo se há câmeras de TV ou espectadores ao meu redor. É como se esses objetos e pessoas não existissem. Minha IP bloqueia tudo isso e minha percepção volta-se exclusivamente ao que está na minha lente microscópica. Você já ficou tão envolvido pela leitura de um livro que não ouviu alguém chamar seu nome? A zona é acessível a quase qualquer um, e praticar a concentração para adentrá-la quando quiser e permanecer lá pode ampliar sua IP no processo.

TRABALHO DE EQUIPE E VITÓRIAS SÃO QUESTÃO DE LER IPs

Muitas vezes, ouvimos falar de casais que conseguem ler a mente um do outro e prever o que o parceiro está prestes a dizer ou fazer antes que ocorra (isso acontece de vez em quando comigo e minha esposa). Shriver tem muito a dizer sobre esse assunto. Embora ela fosse uma tenista excelente, suas habilidades se acentuavam quando jogava em duplas. Ela ganhou impressionantes 112 títulos de duplas,[103] dos quais 79 jogando ao lado de ninguém menos que a grande Martina Navratilova. Agora, há quem possa atribuir o sucesso duradouro de Shriver exclusivamente a Martina – a jogadora dominante da época –, mas como isso explicaria as 33 vitórias que Shriver teve jogando em duplas com outros atletas? E por que a jogadora com mais conquistas escolheria alguém como parceira se não achasse que a pessoa fosse qualificada (e Martina obviamente a escolhera)?

Para construir um time vencedor, você evidentemente precisa primeiro escolher os jogadores certos e um técnico confiável. Além disso, todos os membros da equipe precisam de disciplina para aguentar os extenuantes exercícios físicos e técnicos durante os treinos para o dia da partida. Técnicos falam bastante sobre "trabalho de equipe" e "boa comunicação" entre jogadores, mas há coisas que eles não têm como controlar em campo: sinergia, ritmo e conexão constantes. Shriver, ao recordar sua ligação única com Navratilova em quadra, disse: "Era bastante intuitivo o que fazíamos. Dificilmente havia ambiguidades na comunicação. Se uma bola passasse sobre minha cabeça, eu sabia que ela estaria lá para pegá-la. Sabíamos o que a outra iria fazer. Conseguíamos ler o estado mental uma da outra".

O nível de confiança de Shriver para ler e reagir à sua parceira era incrível. Envolvia mais que confiança na habilidade da outra ou talentos fundindo-se. Creio que Shriver e Navratilova, como os membros de todas as grandes duplas ou equipes, tinham a aparente habilidade de entrar na mente uma da outra. As palavras usadas por Shriver, como "intuitivo" e "ler o estado mental uma da outra", referem-se a visualizar como a companheira de equipe reagiria a várias circunstâncias. Shriver tinha armazenados em sua mente clipes de oito anos e meio de partidas em dupla e era capaz de reproduzi-los mentalmente na mesma fração de segundo com que Michael Jordan visitava seus filmes, suspenso no ar rumo à cesta.

Os maiores times esportivos de todos os tempos – entre eles o New York Yankees de 1927, o Montreal Canadiens de 1976 a 1977 e o Chicago Bulls de 1998 – têm aquela rara mistura de habilidade física, liderança, durabilidade e trabalho em equipe. Em todos eles havia membros cujas habilidades e cujos temperamentos complementavam as habilidades e os temperamentos dos outros (no caso dos Yankees, por exemplo, havia o *yin* e o *yang* representados pelos lendários Babe Ruth e Lou Gehrig). Em termos de IP, todos tinham uma rara hiperconfiança, como a de Navratilova e Shriver, e o time inteiro compartilhava a visão de ganhar cada jogo. Inclusive, as vitórias dos Yankees em 1927 eram tão esperadas e previsíveis (o time ganhou 110 jogos de 154, 19 a mais que o segundo maior vitorioso, o Philadelphia Athletics) que reza a lenda que, nas finais do campeonato, seus adversários do Pittsburgh Pirates ficaram intimidados só de ver os Yankees praticando rebatidas antes do primeiro jogo[104] (no fim, os Yankees ganharam a série final de lavada).

O contágio do sentimento de vitória não é só questão de talento ou imodéstia, embora ambos devam ser considerados. O time de basquete feminino da Universidade de Connecticut (UConn) – que até hoje ganhou onze campeonatos da NCAA* – esbanja essas características e obteve vitórias com

---

* O time da UConn venceu sua centésima *partida consecutiva* em 14 de fevereiro de 2017.

uma série de jogadoras talentosas durante um longo período de tempo. Certamente, o time tem bons olheiros para continuamente recrutar os melhores talentos, mas o técnico Geno Auriemma[105] sabe como manter todos os egos sob controle e reforçar o que todos têm de melhor. Sua expectativa é a mentalidade de vitórias constantes: "Justo ou não, somente vencer não é suficiente. Existe uma noção de que, se não chegarmos às semifinais, tivemos uma temporada ruim". O time tornou-se tão poderoso que alguns jornalistas chegaram a acusá-lo de ser "ruim para o jogo". A equipe se tornou uma força tão dominante que o *Republican*, jornal de Springfield, Massachusetts, recusou-se a imprimir a tabela de pontos porque, nas palavras do jornalista Ron Chimelis, "para mim, é como imprimir o voto final de uma eleição com um candidato só".[106]

Perdedores adoráveis: o pior da IP compartilhada

Assim como perspectivas vitoriosas são onipresentes em um time de sucesso, o oposto também pode ser verdade, se aplicado a um conjunto infeliz de jogadores: a perspectiva da derrota fica tão arraigada na mentalidade do time que contagia os jogadores, e eles não conseguem fazer nada certo. O New York Mets de 1962 é o melhor exemplo que há de ruindade contagiosa. Eles eram tão ruins que suas 120 derrotas mal descrevem a situação. Entre suas listas de infâmias, figuram 210 erros, uma média de 24 por cento de acerto nas rebatidas, dois arremessadores responsáveis por vinte derrotas cada (sendo Jay Hook, um terceiro arremessador, o responsável por dezenove!) e o arremessador Sandy Koufax, do Los Angeles Dodgers, conseguindo seu primeiro *no-hitter*[107] (uma vitória na qual o adversário não teve rebatidas válidas) contra eles. Convenientemente, eles perderam o último jogo da temporada ao sofrerem uma queimada tripla que arruinou a possibilidade de múltiplos pontos na oitava entrada. Foram necessários sete longos anos, um arremessador exemplar chamado Tom Seaver e as compe-

> tências administrativas de Gil Hodges para acabar com essa mentalidade e criar um ambiente profissional, gerando o excelente time de 1969, conhecido como "Miracle Mets".

ESTRELAS CADENTES

Às vezes, parece que quanto maiores as conquistas e o destaque de um atleta do sexo masculino, mais sórdidas são as manchetes. É atordoante o número de estrelas do esporte, das mais variadas modalidades, cujos nomes foram manchados por acusações de, sem nenhuma ordem em particular, homicídio (O. J. Simpson), estupro (Mike Tyson), violência sexual (Kobe Bryant e Lawrence Taylor), uso de esteroides (Mark McGwire), *dopping* (Lance Armstrong), uso de drogas, adultério e extrema promiscuidade (Tiger Woods), vício em jogatina (Pete Rose), envolvimento em rinha de cães (Michael Vick), entre outras. Por que tantos atletas bem-sucedidos têm dificuldade em manter uma vida limpa?

Atletas do sexo masculino são moldados para ter uma determinada perspectiva. Arriscando-me a fazer uma generalização injusta, creio que eles sejam continuamente estimulados por técnicos, familiares e torcedores a cultivar certo grau de agressividade. Durante anos suas mentes mostraram-lhes um filme de vitória e uma autoimagem de perfeição e superioridade que invade outras áreas de suas vidas. A alta IP para obter vitórias cria baixa IP para a vida real; em outras palavras, alguns atletas vivem uma fantasia de que são imunes às morais sociais e podem se safar de qualquer coisa.

Talvez nenhum atleta tenha sido tão bom em motivar seu time quanto o lendário jogador de futebol americano Joe Namath. O *quarterback* boa pinta e arrogante garantiu que o seu New York Jets bateria o favorito Baltimore Colts no Super Bowl de 1969-1970 e, como prometido, conquistou uma das vitórias mais inesperadas da história do esporte. Apesar disso, Namath, ídolo de uma geração e símbolo sexual no auge da carreira, tinha uma IP que associava seus dons como *quarterback* aos espólios do sucesso... sobretudo mulheres e álcool. Apelidado de "Broadway Joe" por seu ar estiloso,[108] Namath, visivelmente embriagado, dirigiu comentários inapropriados à repórter Suzy Kolber durante uma entrevista televisionada ao vivo, um ato que nenhum fã de esportes parece disposto a esquecer.

A derrocada de Namath e dessas outras estrelas aparentemente imunes foi vertiginosa. O acesso a dinheiro, álcool, sexo e drogas é muito tentador para alguns atletas masculinos, cujas emoções são cruas e confundem-se com suas baixas IPs e aos altos níveis de testosterona. Esses esportistas, que se convenceram da sua invencibilidade atlética, não conseguem separar os instintos que os tornam brilhantes em campo dos comportamentos destrutivos em suas vidas privadas. As autoimagens de invencibilidade destroem suas IPs fora do talento esportivo e permitem que eles tomem decisões ruins, com consequências severas. A IP dá com uma mão e toma com a outra.

Ao longo dos anos, alguns atletas conseguiram se redimir, pelo menos para alguns fãs. Mark McGwire, que admitiu ter usado drogas para favorecer seu desempenho, foi aceito novamente na liga de beisebol como técnico do St. Louis Cardinals. Mike Tyson recebeu elogios por seu trabalho no cinema (como no filme *Se beber, não case!*) e parece, pelo menos superficialmente, ter virado um homem de família reabilitado. Após passar um tempo na prisão por maus tratos aos animais, Michael Vick pagou suas dívidas financeiras e voltou para a NFL.

Para outros – como Pete Rose, eternamente em busca de uma chance de entrar para o Hall da Fama do beisebol –, o perdão e a redenção permaneceram distantes e eles só têm a si mesmos para se culpar por isso. Quando a percepção sobre a integridade do esporte está em risco e colegas de equipe são afetados, as consequências tendem a ser mais severas e duradouras. É improvável que Lance Armstrong, que ganhou o Tour de France sete vezes, consiga em algum momento voltar a usufruir de algo próximo de sua posição anterior; não só porque o mundo do ciclismo sente que Armstrong traiu, fragilizou e envenenou o esporte com o *dopping*, mas porque há o agravante de ele ter pressionado colegas de equipe a fazerem parte do esquema. Nesse caso, o estado de IP compartilhada de vitória tornou-se tão frenético e distorcido que outros se sentiram impelidos a seguir o comando de Armstrong... e muitos dos envolvidos pagaram um preço alto por se deixar levar pela mesma visão.

TORCEDORES ROXOS: NO NOSSO DNA E NAS NOSSAS CAMISAS

Todos já vimos torcedores nos estádios (ou mesmo em suas casas) que pintam o próprio corpo, tingem os cabelos e se tatuam para mostrar ao mundo seu grande amor e devoção pelo time do coração. Torcedores, assim como os atletas pelos quais eles torcem (e que eles às vezes xingam), têm memórias, há muito enraizadas de suas infâncias, de estarem na arquibancada vestindo o uniforme da equipe junto a irmãos mais velhos, pais e avós. O comediante Jerry Seinfeld certa vez disse brincando que estamos "torcendo pra roupas", porque atletas trocam de time constantemente e até os próprios times podem trocar de cidade (algo mais comum nos Estados Unidos do que em outros lugares), mas continuamos torcendo pelos novos jogadores que estejam usando o mesmo uniforme.[109] Gerações de torcedores do New York Yankees e do Boston Red Sox (e também os fervorosos torcedores de futebol americano de Green Bay, Pittsburgh e Oakland) tendem a discordar, chegando a dizer que o espírito e as cores do time compõem o tecido de seus DNAs. No Reino Unido, torcedores

Hora de malhar

fanáticos de futebol em Manchester e Liverpool lançam-se em brigas de bar incontroláveis ao primeiro sinal de desrespeito ao respectivo time, um insulto que parece ofender mais do que se o alvo fosse a mãe ou o pai do indivíduo. E você não quer ficar no caminho dos torcedores radicais do Montreal Canadiens quando eles decidirem comemorar uma vitória importante vandalizando o que houver pela frente. Nesses casos, a percepção dos torcedores está tão ligada às suas emoções que a sua IP distorcida pode trazer sérias consequências. Não é por acaso que muitas vezes se fala em torcedores *fanáticos*.

Quando se é um torcedor do New York Yankees, você se sente parte de um legado que envolve listras, anéis de campeonato, heroísmos no outono e jogadores lendários do Hall da Fama, como Babe Ruth, Lou Gehrig, Mickey Mantle, Yogi Berra e Reggie Jackson; mais recentemente, foram adicionados ao cânone Derek Jeter e Mariano Rivera. A diretoria do Yankees conhece muito bem essa tradição arraigada no imaginário dos seus torcedores e apela a ela em propagandas, *merchandising* e no preço dos assentos do seu estádio no Bronx.

Times que sofreram secas de títulos que pareceram uma eternidade – como o Boston Red Sox e o Chicago Cubs – mantêm uma legião de torcedores irremediavelmente apaixonados por eles mesmo em suas piores fases. No entanto, durante anos, as mentes desses torcedores eram envoltas por imagens malditas: bolas passando pelas pernas dos jogadores, interferências da torcida e derrotas bem no final da partida e da temporada. Antes que os Red Sox e os Cubs tivessem seus tão aguardados momentos de glória, seus torcedores sofreram de formas trágicas e impensáveis; esses momentos afetaram suas IPs, causando um sofrimento intenso que marcou seus relacionamentos e carreiras por várias décadas.

Mentes manipuladas

Em muitos casos, ser associado a um time perdedor significava baixa autoestima e até mesmo depressão. Por 86 anos, torcedores do Boston Red Sox sofreram terrivelmente, até que o time finalmente venceu a chamada "Maldição do Bambino" de forma milagrosa em 2004, quando derrotou seu rival mais detestado, o New York Yankees, na final de sua liga e depois o St. Louis Cardinals nas finais do campeonato, sem perder um jogo sequer. Pode-se dizer que os torcedores do Boston Red Sox têm, desde então, tentado encontrar novas identidades, não associadas ao fracasso; agora que podem se gabar de ter um time com três troféus recentes da World Series, eles não se identificam mais com a perspectiva de coitados. É possível que a venda de antidepressivos em Boston nunca tenha sido tão baixa quanto atualmente (ainda mais porque o seu time de futebol americano, o New England Patriots, atravessa hoje a melhor fase de sua história).

É certo que houve casos de comportamento extremo praticado por torcedores cuja mentalidade estava muito envolvida em seus times e na sede de vitória. Torcedores que viram carros após uma vitória (ou uma derrota particularmente amarga) são fanáticos no pior sentido da palavra. Todos os sonhos e esperanças altamente emocionais de torcedores extremistas residem na vitória e se acumulam até estourar. Steve Bartman, um torcedor dos Cubs que interferiu em uma jogada crucial em um jogo de pós-temporada em 2003, recebeu como resposta ameaças de morte.

Talvez a história mais trágica de uma IP de torcida fora de controle tenha ocorrido na saída de uma casa noturna na Colômbia, em 1994, quando o jogador de futebol Andrés Escobar Saldarriga foi baleado nada menos do que *seis vezes*.[110] O jogador foi morto após ter feito um gol contra acidentalmente, que impediu que sua seleção avançasse para as oitavas de final da Copa do Mundo daquele ano. Os três homens responsáveis pela morte possivelmente tinham afiliações com o narcotráfico, e especula-se que a motivação do crime envolva perdas financeiras decorrentes de apostas, mas não se pode descartar que o orgulho nacional e o fanatismo esportivo tenham sido o motivo por trás do assassinato, digno de *O Poderoso Chefão*.

Se você acha que bilhões de fãs ao redor do mundo veem seus times com lentes de IP extremamente distorcidas, é só seguir adiante que você descobrirá como e por que grupos de pessoas acreditam ver coisas bastante bizarras nos seus pratos.

7

Percepção imaculada

Você pagaria 28 mil dólares em um sanduíche de queijo quente?

Quanto você estaria disposto a desembolsar por um sanduíche de queijo quente? 12 reais? 15? Talvez 18, no máximo.

Em 2015, no popular restaurante nova-iorquino Serendipity 3, clientes sóbrios enfrentaram uma fila razoável para ter a honra questionável de pagar 214 dólares (sem contar gorjeta) pelo Quintessential Grilled Cheese Sandwich, sanduíche vencedor de um recorde Guinness que continha pão feito com champanhe Dom Pérignon e flocos comestíveis de ouro 24 quilates, coberto com manteiga de trufa branca[111] (atualmente, o restaurante também cobra mil dólares pelo seu Golden Opulence Sundae, uma taça de sorvete que precisa ser pedida com 48 horas de antecedência... mas essa é uma história para outro livro). Para que se preocupar com a fome no mundo?

Mas o sanduíche do Serendipity ficou muito aquém, pelo menos em preço, daquele parcialmente comido que pertencia a Diana Duyser. Em 2004, ela leiloou esse sanduíche de dez anos notavelmente bem preservado por incríveis 28 mil dólares.[112] O que poderia fazer esse sanduíche valer tanto para alguém? Se você gostaria de ver o sanduíche, você pode achar uma foto dele aqui: <http://content.time.com/time/specials/packages/article/0,28804,1918340_1918344_1918341,00.html>.*

---

* Se conseguiu digitar esse endereço ridiculamente longo sem cometer um erro sequer, você está de parabéns e deveria considerar uma carreira como estenógrafo de tribunal.

Esse não era um sanduíche de queijo quente comum, e Duyser não é uma sanduicheira qualquer. A moradora de Miami, Flórida, alega ter visto a imagem da Virgem Maria tostada nas marcas de frigideira do pão. Por incrível que pareça, houve burburinho suficiente sobre esse Santo Graal de queijo quente recém-abençoado para gerar uma notícia de escala global, que, por sua vez, atraiu o interesse de uma horda de licitantes de bolso cheio, e talvez um pouco descontrolados, no eBay. A criação divina de Duyser, que ela afirma nunca ter adquirido uma mancha de mofo sequer em todos esses anos, entrou na lista de outras comidas consagradas, como o pão de canela da Madre Teresa, o Cheetos de Jesus (também conhecido como "Cheesus") e o pierogi do Príncipe da Paz.

Ao longo dos anos, as pessoas vêm tentando vender alguns itens cada vez mais absurdos. Em 2003, os germes de resfriado de Sir Paul McCartney foram ofertados em leilão. Um fã intencionalmente aproximou-se de Paul quando ele estava resfriado, na intenção de contrair a infecção. O plano deu certo, e o sujeito tossiu em um saco e vendeu o muco musicalmente inspirado no eBay. Em 2004, o fígado do jogador de futebol George Best foi ofertado após um transplante (embora alguns relatos indiquem que talvez não tenha sido o fígado verdadeiro... mas quem poderia notar a diferença?). Em 2005, um teste de gravidez usado por Britney Spears em um quarto de hotel foi vendido por cinco mil dólares.[113] Imagine o tipo de conversa que ocorre nas festas frequentadas pelas pessoas que compram essas coisas...

Essas lembranças "sagradas" não envolviam rostos em comida, como no caso do sanduíche de Duyser. Em vez disso, eram exaltadas por terem uma conexão física minimamente tangível (e, francamente, nojenta) com celebridades contemporâneas. Mas o que havia nesse sanduíche da Virgem Maria que causou tanta comoção

Percepção imaculada

e inflou o seu preço? Será que todas essas pessoas – vendedores, licitantes, colecionadores e compradores – são malucas?

Como já vimos, nossa IP cobre lacunas de interpretação, ajudando-nos a discernir se as imagens que passam por nossa mente são legítimas. Nossas experiências passadas e influências culturais mais estabelecidas dão um parecer, ajudando-nos a tirar conclusões sobre se aquele muco gosmento é realmente um germe de resfriado anteriormente presente em um ex-Beatle e se o saco que o contém é digno de algo além de um jato de desinfetante ou de descarte em um incinerador.

Embora um sanduíche de queijo quente não seja o único objeto no qual figuras religiosas tenham aparecido, não parece fazer muita diferença para quem acredita. Muitos desses indivíduos escolheram crer em interpretações sem questionamentos, não importando o quão bizarras pudessem parecer, e essa necessidade interna obsessiva de que as criações fossem reais sustenta suas razões de viver. Se os itens fossem comprovadamente reais (o que eles não eram), isso indicaria que essas pessoas teriam altas IPs. Porém, como a maioria deles acaba sendo falsa, isso quer dizer que a IP desses indivíduos é baixa?

A "percepção imaculada" é algo que existe há muito tempo. Era o apelido dado à teoria do conhecimento de Platão. Francis Bacon se referia a isso como a necessidade de "manter o olho firmemente fixo nos fatos da natureza e, consequentemente, só receber as imagens simplesmente como são".[114] O que torna a IP tão fascinante é que percepções alteradas frequentemente se manifestam nesse tipo de contexto religioso. Você pode estar se perguntando se com isso estou sugerindo que abandonemos quaisquer percepções de milagres além de nossa compreensão. Neste capítulo, vamos explorar essas questões e muitas outras, incluindo por que algumas pessoas veem coisas onde elas não estão.

O ALCANCE INTERMINÁVEL DA PAREIDOLIA

Ícones católicos populares têm o hábito de aparecer nos lugares mais esquisitos. Na introdução deste livro, citei a notícia de que muitas pessoas visitaram a Catedral de Santa Maria em Rathkeale, Irlanda, acreditando terem visto uma silhueta da Virgem Maria em um toco de árvore enrugado.[115] Quase quatrocentas outras aparições foram relatadas só neste século, incluindo:

- em um pretzel, que foi vendido por 10.600 dólares;[116]
- em um toco de cerca próximo a um precipício no subúrbio de Coogee em Sydney, Austrália[117] (o objeto foi então batizado "Nossa Senhora do Toco de Cerca" e foi tema de um livro de poesia de J. H. Crone[118]);
- flutuando em uma porta de garagem em Minersville, Pensilvânia;[119]
- em uma porta de banheiro de Connecticut, que foi mostrada (e ridicularizada) em um episódio do programa *Penn & Teller: Bulshit!*;[120]
- desvanecendo-se em uma janela do Mercy Medical Center em Springfield, Massachusetts.[121]

A Virgem Maria passeia bastante,[122] assim como seu filho único, que fez um monte de aparições públicas, incluindo uma bastante conhecida em um mofo de banheiro[123] ("Jesus do chuveiro"). Jesus foi parar até na traseira de um terrier de três anos desavisado,[124] cujos donos optaram por não leiloar no eBay.

Embora devotos anunciem as bênçãos – e, às vezes, o dinheiro a mais – concedidas a eles por essas aparições sagradas, a ciência adotou uma visão mais sóbria, associando esses fenômenos a uma condição conhecida como pareidolia.[125] A pareidolia é uma percepção equivocada na qual o cérebro interpreta um estímulo vago ou obscuro como algo familiar, claro e distinto, distorcendo nossa IP. Nossas mentes interpretam incorretamente o que

Percepção imaculada

estamos vendo com base em uma gama de fatores, incluindo nossa infância, criação, "serendipidade" e idiossincrasias profundamente impressas no nosso processamento neural. Às vezes, a amálgama de imagens é tão poderosa que causa essa percepção atípica e convincente.

A pareidolia resolve muitas questões. Há quem diga que ela explica vários fenômenos misteriosos, incluindo OVNIs (embora eu acredite que isso esteja mais ligado a sonhos lúcidos sombrios, como discutido no capítulo 3); mensagens em discos tocados ao contrário (como o boato "Paul is dead",[126] que dizia que Paul McCartney morrera em meados dos anos 1960 e fora substituído por um impostor igualmente talentoso; além de "pistas" em capas de discos, falava-se de mensagens que apareciam em músicas dos Beatles quando tocadas ao contrário); aparições de Elvis (em shoppings ou postos de gasolina); o Monstro do Lago Ness (que talvez seja explicado pela presença de um peixe-gato particularmente grande[127]); e, por fim, figuras religiosas na forma de aparições e contornos fantasmagóricos em objetos inesperados.

A pareidolia não é de forma alguma exclusiva dos ligeiramente desequilibrados e dos obcecados religiosos. A maioria de nós já teve algumas experiências pareidólicas: ver rostos em nuvens, em poças, num arco-íris, em distorções de uma fotografia revelada e até mesmo na superfície da Lua. São eventos esquisitos, claro, mas, após pensarmos um pouco, geralmente os ignoramos, considerando-os coincidências da natureza. Nossa investigação diz respeito àquelas imagens que nos afetam mais profundamente (como o sanduíche de queijo quente) porque nossas IPs mal orientadas nos deixaram com uma certeza absoluta de que algo além do nosso entendimento da realidade está ocorrendo. Por que outro motivo milhares de pessoas acreditariam que a imagem no sanduíche deve ser atribuída a uma intervenção divina?

CARA A CARA

Paremos por um minuto para discutir por que rostos aparecem com tanta frequência[128] em casos de pareidolia. Somos expostos a tantos estímulos diários que é inevitável que alguns tenham certa similaridade a padrões visuais familiares. Não é de surpreender que rostos estejam envolvidos com frequência, pois eles dizem bastante coisa para nós. Por meio de um rosto, podemos deduzir informações sobre a idade, o gênero e a etnia da pessoa – embora de forma superficial, possivelmente incorreta e às vezes preconceituosa. Algumas vezes, chegamos ao ponto de tirar conclusões sobre a origem da pessoa ou sobre onde ela esteve recentemente com base no seu semblante (por exemplo, um bronzeado intenso tende a indicar que uma pessoa vem de uma região mais ensolarada... ou de um salão de bronzeamento artificial). Quando analisamos o rosto de alguém que estamos vendo pela primeira vez, quase instantaneamente nossas mentes determinam se aquela pessoa se mostrará amiga ou inimiga. Levamos isso ao limite ao fazer julgamentos subjetivos envolvendo atração, disposição, personalidade, humor e outras características.

Nosso fascínio por rostos começa no nascimento. Recém-nascidos têm visão limitada e só conseguem enxergar a uma distância de vinte a trinta centímetros. Além disso, só distinguem branco, preto e tons de cinza. Então, ao que somos mais expostos quando bebês? Aos rostos distorcidos, desproporcionais e sorridentes de nossa carinhosa família e seus amigos, é claro. Considerando nossa experiência desde cedo e a nossa programação biológica, não é de espantar que nossa espécie faça tanto uso do reconhecimento facial, a ponto de distinguir o semblante humano em tantos lugares inesperados. Esse reconhecimento facial desde cedo parece ser o alicerce da pareidolia.

A RELIGIÃO DISTORCE NOSSAS PERCEPÇÕES?

Como há tantos casos de figuras católicas aparecendo em objetos, é de se perguntar por que não há mais judeus – um povo que tem um longo e rico histórico de milagres bíblicos – enxergando seus profetas icônicos em comida, garagens e portas de banheiro. Não seria de se esperar que pelo menos *alguém* relatasse uma imagem de Moisés em algum alimento? O placar final é: aparições de Jesus – milhares; aparições de Moisés – nenhuma. Por quê?

Como discutido anteriormente, nossas mentes nos programam para experiências pareidólicas desde quando estamos no berço olhando para nossos pais, mas alguns grupos parecem ser mais suscetíveis do que outros. Isso não é algo positivo nem negativo, é apenas o que se pode depreender dos incidentes reportados. Convicções religiosas fortes, ou uma crença mais generalizada no paranormal, tornam a pessoa mais propícia a ver rostos específicos, como o de Maria ou Jesus Cristo. Essas imagens estão incrustadas nas mentes dos católicos há muito tempo, tendo sido representadas em pinturas, esculturas, livros e em vitrais que pendem sobre os fiéis toda vez que entram na igreja. Os rostos de Maria e Jesus são instantaneamente reconhecíveis a partir de caracterizações humanas dessas imagens sagradas e de suas poses características – geralmente contemplativas, com as palmas unidas. A interpretação e o significado desses rostos dizem muito sobre a IP dos devotos religiosos.

Aceitação, dúvida, confiança, descoberta e imaginação são as marcas da IP. No entanto, todas as nossas crenças do que é verdade – e todas as nossas dúvidas – podem mudar repentinamente quando novas evidências aparecem. Se um cético ouvisse o rosto no sanduíche de queijo quente falando, por exemplo, sua interpretação sobre a autenticidade da situação provavelmente mudaria. A dúvida e o senso crítico policiam o processo de descobrimento e constantemente põem em xeque nossas imaginações. Eles liberam nossas mentes das numerosas sugestões e distorções às quais estamos sujeitos. Se eu "descubro" algo, meus anos de treinamento científico me ensinaram a questionar a veracidade da experiência até que mais evidências estejam disponíveis.

A contribuição mais significativa da religião para a civilização reside no fato de ela ter sido a primeira tentativa da humanidade de atribuir alguma ordem ao mundo natural e de providenciar um código de regras a serem seguidas. Na época em que as pessoas criaram esses modelos de crença pela primeira vez, não havia alternativas. Hoje em dia, não estamos mais no escuro. Arrisco dizer que minhas filhas gêmeas sabem mais sobre a ordem natural do mundo que os fundadores de algumas religiões. Na sociedade ocidental moderna, muitos de nós não acreditam mais que espíritos malignos causam doenças, que relâmpagos acertam a casa de malfeitores ou que desastres naturais sejam uma forma de retribuição divina.

Em relação aos crentes fervorosos que até hoje defendem que a Virgem Maria escolheu um queijo quente ou um pretzel para avisar às pessoas de sua presença, eu ofereço a explicação de que suas mentes os convenceram da autenticidade dessas aparições por causa da iconografia cristã; por causa do ambiente religioso em que essas pessoas cresceram; devido à urgência inexorável que esses indivíduos têm de provar que seu sistema de crenças é válido; em decorrência de sua necessidade insaciável de que a religião explique a ordem das coisas, evitando-se, assim, o risco da percepção do mundo como algo caótico ou sem significado. Para muitos desses indivíduos, refutar suas alegações sobre aparições da Virgem Maria seria considerado ofensivo e blasfemo, pois suas IPs falhas desligaram os botões de senso crítico. Até que a ciência prove, sem sombra de dúvida, que não se trata da Virgem Maria naquela fatia de pão torrado, quem somos nós para estourar a bolha dessas pessoas? A verdade é que toda evidência concreta do mundo ainda não seria suficiente para convencer esses devotos. A IP tem o potencial de criar uma fé – e uma força de vontade – mais indestrutível que a Grande Muralha da China.

A VIDA SECRETA DE WALTER MITTY ERA TODA UMA ALUCINAÇÃO?

Ao passo que um grau baixo de IP pode fazer com que alguns de nós fiquem convencidos da presença da Virgem Maria num queijo quente, a habilidade de reconhecer essas imagens como falsas é o que define a alta IP. Tome como exemplo a Síndrome de Charles Bonnet (SCB), que mencionei na introdução: uma doença pouco conhecida, mas comum, caracterizada por uma cegueira parcial ou total que faz com que a pessoa enxergue imagens vívidas e intensamente realistas de objetos não existentes.[129] Pacientes com esse problema geralmente têm uma lesão em alguma parte do sistema visual (no olho ou no cérebro) que os deixa parcialmente ou completamente cegos.

Para as pessoas afligidas com SCB, o mundo é um lugar adornado com imagens vívidas, mas surreais, que podem perdurar por alguns segundos ou várias horas, aparecendo e depois sumindo abruptamente.[130] Essas imagens podem consistir em objetos mundanos (como garrafas ou chapéus) ou maluquices de entortar o cérebro (como crianças dançantes com flores gigantes no lugar de cabeças). É de se entender que alucinações nítidas – e muitas vezes bem detalhadas – de texturas complexas, pessoas, rostos, prédios, desenhos, crianças e animais sejam algo bastante perturbador e assustador. Mas essa gente não é maluca; pessoas com SCB quase sempre são completamente equilibradas e inteligentes. As imagens nunca interagem com a pessoa. Essa é a grande distinção entre SCB e distúrbios psiquiátricos (como a esquizofrenia), nos quais as alucinações, muitas vezes, interagem com o sujeito. Pessoas com SCB geralmente têm IP alta, pois conseguem reconhecer que as alucinações não são reais, ao passo que esquizofrênicos não têm essa capacidade (uma situação que não é culpa deles), possuindo baixa IP nessa área e sucumbindo às imagens estimulantes.

Especula-se que James Thurber, um dos maiores humoristas dos Estados Unidos e autor do conto *A vida secreta de Walter Mitty*,[131] talvez fosse portador de SCB. Thurber, que perdeu um olho aos seis anos de idade após seu irmão acertá-lo acidentalmente com uma flecha, teve uma vida dura. Não muito tempo depois do acidente, a visão do seu olho remanescente começou a desvanecer. Aos quarenta anos de idade, tudo que Thurber enxergava era um borrão. Mas, em vez de um mundo sombrio e triste, o ambiente que o envolvia se transformara em um lugar fantástico de alucinações e imagens surreais. Objetos e experiências comuns passavam por transformações descontroladas. Ele se lembra de ter assustado uma mulher num ônibus municipal após confundir a bolsa dela com uma galinha viva. Manchas de barro no seu para-brisa viravam homens de uniforme e mulheres de corpo amputado e em forma de maçã. Uma vez, depois que os seus óculos quebraram, Thurber escreveu: "Vi uma bandeira cubana voando sobre um banco nacional, vi uma senhora alegre com uma sombrinha cinza atravessar a lateral de um caminhão, vi um gato cruzar a rua rolando num pequeno barril listrado. Vi pontes subirem preguiçosas pelo ar, como balões".

A SCB é um tipo sofisticado de "preenchimento" em resposta à privação visual. As alucinações de Thurber eram fantasmas interpretados de formas caprichosas, causados por uma falha de comunicação entre sua visão e sua mente. Assim como ocorre com a pareidolia, esses tipos de alucinações são um exemplo da enigmática gama de fenômenos que podem emergir da relação complexa entre os olhos e o cérebro.

Walter Mitty, o personagem mais famoso de Thurber, tem uma imaginação fértil. Suas fantasias são inúmeras, e ele se imagina ora como um piloto heroico, ora como um cirurgião pioneiro, ora até como um homem que desdenha de um esquadrão de fuzilamento. É com muita relutância que ele retorna ao mundo real, no qual é um homem comum vivendo uma existência insossa. É fácil notar por que ele preferiria permanecer nos seus sonhos acordados.

As alucinações de Thurber refletem uma contradição interna ligeiramente diferente. Visualmente, elas pareciam reais para ele, mas sua IP o ajudava a reconhecê-las e descartá-las como falsas. Saber como usamos nossas mentes para ver ou deixar de ver coisas voluntariamente é o passo seguinte para acessarmos algo novo, maravilhoso e cheio de imaginação.

SIM, TUDO BEM SE VOCÊ VIR MARIA NO SEU SANDUÍCHE

Então, o que dizer sobre esse hábito de ver coisas que não existem de verdade? Seria correto considerar que enlouquecemos caso comecemos a enxergar texturas imaginárias ou passemos a atribuir significado a objetos que não possuem nenhum? Identificar o rosto de Maria em pão tostado ou animais selvagens nas nuvens é um sinal de doença mental?

Assim como nossas preferências relacionadas a comida, parceiros e tantas outras coisas importantes na nossa vida cotidiana, parece que somos programados desde o nascimento a detectar padrões e atribuir significados. Como já vimos, nos primeiros minutos da vida a maioria dos bebês se concentra em qualquer coisa que tenha as características gerais de um rosto. A capacidade do cérebro de pensar e avaliar uma situação rapidamente é uma adaptação evolutiva de sobrevivência. Nossos cérebros estão sempre organizando um vasto mosaico de linhas, formas, superfícies e cores aleatórias. A aptidão de nossa IP depende de nossa capacidade de entender a diferença entre o que tem base na realidade e o que é falso. Nossa sobrevivência depende da interpretação dessas imagens como algo que tenha sentido e significado. Isso pode se manifestar em uma associação do objeto a algo armazenado no conhecimento de longo prazo. No entanto, às vezes, imagens um pouco mais ambíguas são associadas a coisas que podemos determinar com mais facilidade, como um rosto familiar.

A percepção imaculada pode ser um produto das expectativas. Ver a imagem da Virgem Maria num pedaço de pão diz algo sobre como interpretamos o mundo (a partir de nossos sonhos e esperanças). Temos a tendência de projetar nossa natureza àquilo que vemos, e isso tem muito a ver com o modo como somos criados, com o que nos ensinam a acreditar e com o que decidimos aceitar como real para preencher as lacunas, para dar ordem e sentido ao mundo e reafirmar nossa fé.

A imagem da Virgem Maria no queijo quente, como tantas outras supostas aparições religiosas, é sem dúvida atribuível à IP atuando naqueles que creem. Sendo direto e reto, para a realidade científica, é só mais um sanduíche de queijo quente. Mas quer saber? Tudo bem. Nós *desejamos* ver rostos imaginários e acreditar que o impossível é possível. Por isso, nosso fascínio por super-heróis chegou a tal ponto que Hollywood produz filmes até de heróis menos conhecidos (como os Guardiões da Galáxia e o Homem-Formiga) para atender à nossa demanda. Sem nossas imaginações tenazes, não seríamos únicos nem capazes de questionar, explorar e criar. Nossas IPs céticas seriam dominantes *demais* e o mundo não abrigaria pessoas como James Thurber, Pablo Picasso, Georgia O'Keeffe, Mahatma Gandhi, Martin Luther King Jr., os Beatles, Aretha Franklin, Steve Jobs, Madonna, Steven Spielberg, Gene Roddenberry, Oprah Winfrey e tantas outras pessoas brilhantes e revolucionárias, cuja influência perdura até hoje. Como diria Carl Sagan: "A imaginação muitas vezes nos leva a mundos que nunca existiram. Mas, sem ela, não vamos a lugar nenhum".[132]

Completamos nossa exploração de como nossas percepções podem nos induzir a ver e a acreditar em coisas um tanto absurdas em alimentos e outros objetos, inflando seu valor desproporcionalmente. Na nossa próxima parada, veremos como a culpa é usada para manipular nossa percepção em interações do dia a dia, especialmente quando se trata de tomar decisões sobre uma compra importante, como a de um carro.

8

A magia do equilíbrio

Como a reciprocidade sequestra nossa Inteligência Perceptiva

O filósofo romano Cícero disse uma vez: "A gratidão não é só a maior virtude, mas também a mãe de todas as outras".[133]

Imagine que seja seu aniversário. Você ganhou uma cesta de presentes chique de uma pessoa pouco conhecida. Ela é "amiga de um amigo" e, exclusivamente por causa disso, vocês dois viraram amigos no Facebook. Cerca de um ano antes, vocês haviam se esbarrado num café e sentado para bater um papo. Embora a conversa tenha sido agradável, você não se importa tanto assim com essa pessoa. No máximo, de vez em quando clica em "curtir" em algumas das publicações dela no Facebook. Francamente, ela não fazia muita diferença na sua vida. Mas agora você está diante de um presente caro vindo dela. Você retribui a gentileza com um presente caro no aniversário dela – que, segundo o Facebook, é em algumas semanas – ou uma nota em seu mural virtual será suficiente? Você precisa mesmo fazer isso? E, agora que você parou para pensar, provavelmente destratou dezenas de pessoas ao não lhes desejar feliz aniversário em seus murais. Oh, céus, que gafe nas redes sociais!

Quando alguém lhe dá um presente, você imediatamente se sente na obrigação de retribuir, pois sua IP está sob ataque.

O "princípio da reciprocidade", expressão cunhada por Robert Cialdini no seu *best-seller As armas da persuasão*,[134] é usado diariamente por profissionais de marketing e de vendas para nos convencer a comprar. As concessionárias, por exemplo, são famosas por seus jogos de reciprocidade. Você acha mesmo que aquele cafezinho ilimitado lhe foi oferecido porque o vendedor se compadeceu de sua sonolência? E por que você acha que ele incluiu todos aqueles acessórios e ofereceu descontos "da própria comissão"? Ele espera que você se sinta tão privilegiado que se sinta *em dívida*. Ele quer transmitir generosidade para que você fique por mais tempo e, cedo ou tarde, ceda, oferecendo uma entrada em um automóvel caro, em vez de procurar um preço melhor em outra loja. Que cafezinho mais caro! Sem perceber, seu senso de obrigação fez sua IP de refém, convencendo-o de que esse era o lugar para realizar a compra simplesmente porque o vendedor ofereceu cortesias e supostos favores. Como você pode ir embora sem retribuir?

Embora algumas obrigações recíprocas sejam uma relação direta e simples, em muitas outras situações essas trocas são desiguais. O custo total de todos os mimos oferecidos na concessionária nem se compara ao valor total do carro que você está sendo persuadido a comprar. A reciprocidade tem o poder de alterar nossas percepções e influenciar nosso comportamento. Sua visita à concessionária podia significar, inicialmente, uma olhada preliminar; você não tinha intenção de comprar um carro antes de fazer uma ampla pesquisa de preços. Sua realidade mudou de "eu vou olhar as opções que tenho, ir de loja em loja, economizar, e talvez comprar o carro no começo do ano que vem, quando os preços baixarem" para uma mentalidade fantasiosa e comprometida. Mesmo depois do café grátis e das ofertas personalizadas, você não tem obrigação nenhuma de comprar o carro, mas ainda assim se sente pressionado a fazê-lo. "Por que outro vendedor em outro lugar deveria ganhar a comissão da minha compra se é esse sujeito aqui quem está trabalhando tão duro e fazendo tantas gentilezas pra mim?", você se pergunta.

De fato, a necessidade inconsciente de "ficarmos quites" muitas vezes gera um senso de obrigação de retribuir a suposta dívida moral, seja ela positiva ou negativa (no segundo caso, isso significaria vingança, da qual falaremos mais adiante). Vivermos amarrados a uma dívida indesejada ou acidental pode lesar nossas IPs e nos tornar hesitantes e fáceis de explorar ou influenciar, bem como nos deixar sem uma noção clara do que vem adiante. Sob essas circunstâncias, é de se perguntar se há como resistir ao impulso de retribuir.

SOMOS PROGRAMADOS PARA SENTIR CULPA?

As pessoas criadas por famílias judaicas ou católicas certamente estão acostumadas a lidar com a culpa ("Faz uma semana que você não liga", diz a voz familiar; "Você se esqueceu da pobrezinha da sua mãe. Seria bom se você ligasse de vez em quando. Nunca se sabe até quando vou estar aqui"). Quando fiquei noivo da minha esposa, Selina, minha mãe, como quem lamenta por um amor perdido, suspirou e falou da minha ex-namorada: "Ora, lá se vai Sophie...". Embora a maior parte das cruzes metafóricas que carregamos cotidianamente não se compare àquela que Jesus carregou de verdade – minha filha, por exemplo, limpa o próprio quarto uma vez por semana –, nós suportamos muita coisa, ou pelo menos essa é nossa percepção. Independentemente da nossa herança cultural, um pouco de culpa sempre faz parte de nossas interações cotidianas. Nós nascemos assim ou somos condicionados a isso? Podemos escapar da culpa que toma conta da nossa IP e comanda nossas vidas?

Vamos voltar ao caso da concessionária. Digamos que o vendedor tenha mostrado a você quatro veículos e oferecido um *test drive* em dois deles. E, em meio a isso, ele tenha lhe dado duas balas e um saquinho de pipoca. Sentado do outro lado da mesa, você nota algumas fotos dele com seus três filhinhos adoráveis, e ele conta histórias de partidas de futebol e recitais de dança em família. Passou-se uma hora e meia num piscar de olhos, e agora você está cheio de sensações estranhas: você já ficou lá uma hora a mais do que esperava e está atrasado para um compromisso, arruinou seu apetite para o almoço e acha que conhece esse sujeito simpático e sua família tão bem quanto alguns de seus amigos. Você lembra que seu plano inicial era só *dar uma olhada nos modelos*, e diz a si mesmo que deveria ir embora... mas como fazer isso depois do tanto que o vendedor investiu em você? O tempo dele também não é valioso? Talvez ele pudesse ter vendido três carros para outras pessoas enquanto você chupava as balas que ele providenciou. Talvez o chefe dele perceba que você foi embora sem comprar... e aí? O emprego dele pode estar ameaçado; e o que aconteceria, então, com aquelas crianças nos retratos? Elas ficariam sem recitais de dança, talvez até sem casa? O vendedor lança mais alguns olhares gentis, faz várias menções de um "bom negócio", "financiamento com prestações fáceis de pagar", joga uma referência a "deixar a papelada já no jeito" e aí... Bum! Você morde a isca.

Essa completa mudança da realidade para a fantasia (a fantasia de que os filhos do vendedor perderão o lar se você não comprar o carro, por exemplo) ocorre como uma consequência da sua criação ou de algo arraigado no seu DNA desde sempre? Talvez sejamos, de fato, biologicamente programados para ser altruístas e propensos à reciprocidade, mas creio que o modo como reagimos a essas situações tem mais a ver com nossa IP tirando conclusões relacionadas à nossa percepção no momento, com base em experiências passadas.

Desde o século XIX, quando o filósofo francês Auguste

A magia do equilíbrio

Comte propôs, pela primeira vez, o conceito de altruísmo,[135] psicólogos debatem se as pessoas nascem ou não programadas para serem boas umas com as outras. Uma dupla de psicólogos de Stanford recentemente conduziu experimentos que indicaram que o altruísmo tem outros desencadeadores, não sendo, portanto, simplesmente algo com que nascemos. Já um estudo de 2006, envolvendo crianças de um ano e meio, mostrou que elas estavam dispostas a ajudar os pesquisadores sem estímulo externo.[136] Essa expressão de comportamento altruísta em crianças pequenas se alinha com o que muitos cientistas acreditam ser uma expressão de altruísmo nato, e os resultados serviram de fundamentação para estudos posteriores.

Contudo, como ocorre na maioria dos experimentos envolvendo crianças muito pequenas, os responsáveis por esse estudo destacam que talvez houvesse algo mais em jogo aqui. Eles se deram conta de que, antes de iniciar os testes, tinham brincado por alguns minutos com as crianças para garantir que elas ficassem confortáveis com as pessoas e com o ambiente recém-conhecidos. Essa breve interação pode ter levado as crianças a manifestarem comportamento altruísta, influenciando o resultado do experimento.

De acordo com os pesquisadores, todos os humanos – crianças em especial – buscam sinais sociais, sendo o altruísmo um sinal bastante relevante. Brincar com uma criança faz com que ela saiba que a pessoa cuidará dela ou será gentil com ela. "Essas ações expressam uma cumplicidade, e a criança responde de forma recíproca", concluíram os pesquisadores. Durante o período de brincadeiras anteriores ao teste, as crianças envolvidas em *brincadeiras recíprocas* tinham o triplo de probabilidade de apresentar comportamento altruísta em relação àquelas cujas brincadeiras foram apenas *paralelas* (sem o envolvimento de outros), sugerindo que o comportamento altruísta talvez seja regido mais por relacionamentos estabelecidos e pelo ambiente do que pela biologia.

Como adultos, aprendemos, com as dificuldades da vida, que concessões e meios-termos são, frequentemente, as únicas coisas que podem nos ajudar a ganhar aliados, resolver diferenças e dar fim a discussões acaloradas. No âmbito mais extremo, muitas pessoas de negócios ("traiçoeiras"), políticos ("corruptos", "ladrões") e advogados ("oportunistas") são mestres em usar a reciprocidade para manter uma vantagem em negociações, obter apoio de outros grupos ou ganhar uma causa para um cliente. Eles não têm dificuldade em encontrar desculpas e justificativas para seus comportamentos dúbios ("são só negócios", "no amor e na guerra, vale tudo", "os outros também fazem" etc.), sujeitando as IPs de suas vítimas a uma postura concessiva que faz com que expor o Super-Homem à kryptonita pareça brincadeira de criança. Todos nós já ouvimos a expressão "uma mão lava a outra" e a associamos ao político sorrateiro que apoia a proposta de uma senadora se ela apoiar a dele (o exato oposto pode ocorrer também: ela não apoiou a última proposta dele, então ele não vai apoiá-la de jeito nenhum). Em casos como esses, seja na política, seja nos negócios, seja em outras áreas, nós determinamos se devemos retribuir com base na culpa, no medo de retaliações ou na necessidade de amealhar aliados para o futuro ("lembra da vez que te ajudei com aquela proposta? Então, agora minha proposta está para entrar em votação e...").

No livro *As armas da persuasão*, Cialdini cita o que acredito ser outro assassino de IP: os *meios-termos*. Eles ocorrem quando você é induzido a acreditar que uma opção é melhor do que outra quando esse não é o caso. Os meios-termos ativam uma resposta de retribuição porque envolvem algo chamado "contraste perceptivo". Digamos que um cliente lhe deva dez mil reais por serviços prestados, os quais você realizou conforme o combinado. Embora você tenha emitido todas as notas fiscais no prazo e enviado ao cliente cartas e e-mails cada vez menos amigáveis, passa-se um ano sem qualquer resposta da parte dele. Sem mais opções, você aciona seu advogado, que envia uma carta de aviso: ou ele paga ou vocês vão para a Justiça. Enfim, o cliente liga para você e oferece uma desculpa esfarrapada: "Desculpe por tudo isso. Você me conhece, não sou assim. Sempre pago minhas contas. Olha, ninguém quer ir pra Justiça. Pense no tempo perdido e no dinheiro gasto com advogados. Que tal eu pagar cinco mil e ficamos quites? É justo?".

Claro que não, não é nem um pouco justo! Você esperou um ano pelo seu pagamento, perdeu tempo correndo atrás do cliente, pagou um advogado para enviar a carta ameaçadora... e agora vai aceitar *metade*? Infelizmente, no momento, talvez sua mente não veja assim. Depois de um ano de frustração, você pode ter sido manipulado a achar que se contentar com menos é, de alguma forma, justo. É provável que o cliente tenha razão quando diz que você não quer apelar à Justiça (nesse caso, a ameaça era um blefe): além dos gastos, o que aconteceria se você perdesse a causa? Nesse sentido, o cliente está oferecendo *alguma coisa* a você, ao passo que as alternativas em sua mente fazem parecer que você não só não levará um centavo como ainda pode ter que arcar com despesas consideráveis.

Ninguém é completamente imune a receber obrigações de retribuição e ter sua IP reduzida a cinzas. Em várias ocasiões senti o estímulo poderoso nos meus instintos de retribuição, assim como qualquer um (especialmente em situações socialmente desafiadoras).

O BALANÇO DA TROCA DE PRESENTES

Sem dúvida você já passou por isso em algum momento da vida: está se preparando para o casamento de uma prima de terceiro grau que você viu talvez quatro vezes na sua vida. Sem acesso a uma lista de presentes para o casamento, você prepara um cheque para o casal. Então, pondera por vários minutos quanto deve dar e nenhuma quantia parece certa. Você leva em conta que seus dois filhos também foram convidados para a cerimônia e para a festa? Considera o nível de sofisticação e elaboração da festa em si?

Incerto da etiqueta e do quanto se dá para primos distantes, que você mal conhece, cai a ficha: *quanto essa prima deu a você no seu casamento?* A cerimônia ocorrera oito anos antes, ela não era casada nem tinha filhos como você tem agora, mas pelo menos há uma lógica em recorrer a esse fato para buscar de uma referência. Você pergunta ao seu cônjuge se ele se lembra da quantia e ele diz: "Eu lembro que foi pouco... algo na faixa dos cinquenta reais". Sem nenhuma outra referência, você multiplica cinquenta por quatro para incluir os outros membros da família e faz um cheque de duzentos reais. Missão cumprida!

Agora, imagine que, na época do seu casamento, essa prima estivesse com problemas financeiros, endividada, recém-desempregada e com prestações da faculdade ainda pendentes. Os cinquenta reais talvez fossem o máximo que ela pudesse oferecer naquele momento. Isso mudaria a quantia que você estaria disposto a oferecer agora?

E se o seu cônjuge lembrou incorretamente o valor do presente e sua prima, na verdade, ofereceu a vocês bem mais que cinquenta reais? Ou talvez você lembre que, na mesma época do casamento, ela lhes deu uma cara assadeira de pães e, ao se levar isso em conta, o total de presentes foi bastante generoso. Você dá pontos negativos para presentes ruins, como um porta-vinho cafona?

Vamos considerar uma alternativa radicalmente diferente. Seu cônjuge se lembra de que, oito anos atrás, sua prima agraciou-os com um cheque de *mil reais*. "Oh, céus", você pensa, com a caneta agora trêmula na mão. "Como podemos arcar com um valor desses? Por que minha prima tinha que dar *tanto* dinheiro para nós?".

Por acaso, conheço a história de um indivíduo que não ganhou presente de casamento de uma prima próxima. Nada menos do que *dez anos* já haviam se passado, e nada diminuía nele a decepção de uma prima tão querida ter feito o impensável e fechado a mão para ele. Certo dia, uma carta misteriosa chegou pelo correio. Dentro dela, havia um cheque de cem dólares da tal prima, datado de dez anos antes, um envelope com vários endereços riscados e marcas indicando que o destinatário "mudou-se", um cartão de casamento assinado pela prima e uma carta escrita à mão por um completo estranho. Na carta, lia-se o seguinte:

> Você não me conhece, mas esse envelope tem sido enviado pelo correio para endereços errados há tanto tempo que decidi procurá-lo na internet por conta própria. Você se mudou várias vezes, mas finalmente encontrei seu endereço atual (espero!) e decidi enviar o cartão e o cheque. Parabéns pelos dez anos de casamento!

Ao receber milagrosamente o presente há muito perdido, esse conhecido meu ligou para a prima e agradeceu-a copiosamente, dizendo que tinha uma história engraçada para contar. Não importava que o cheque não pudesse mais ser usado (a conta bancária não existia mais), a questão era que agora ele sentia culpa por ter alimentado um rancor equivocado em relação à prima por todos esses anos.

Sim, sempre haverá pessoas que acreditam em "ficar quites" com presentes e que tratam a vida como um balanço financeiro. Será que Deus ou o recepcionista dos portões celestiais vai impedi-lo de entrar no paraíso caso seu saldo esteja negativado em termos de presentes oferecidos? Ou talvez o contrário: será que você seria barrado porque agia de forma perdulária com presentes de valor exagerado? A reciprocidade na hora de presentear é um jogo que não há como ganhar, e não há motivo para que você reduza sua IP e permita que uma mentalidade preocupada com isso o enlouqueça. Um amigo ou parente que se importa com você ficará feliz de saber que você participou da celebração e teve a consideração de trazer um presente. Também não deixe que outros familiares ou amigos influenciem sua IP comparando valores; isso só o fará sentir-se culpado e pão-duro (por dar muito pouco) ou burro e irresponsável (por gastar demais).

Presentes são algo maravilhoso. Ninguém deveria ficar estressado por causa deles e por pensar demais no assunto. A chave é evitar a mentalidade de reciprocidade sempre que possível. Sempre dê para alguém o que seu coração diz para dar e com base no que você pode gastar; nem mais, nem menos.

OLHO POR OLHO: MAU COMPORTAMENTO RECÍPROCO

"A vingança é um prato que se come frio" ou "a vingança é doce". Essas frases se tornaram clichês porque, para muitas pessoas, a ideia de "devolver na mesma moeda" traz gratificação instantânea à IP. Inclusive, só pensar nos passos envolvidos em planejar e executar a vingança já é o suficiente para enviar um festival de faíscas ao cérebro, simulando algo intensamente prazeroso, como comer um bolo de chocolate macio e delicioso, mas sem preocupações com as calorias. A vingança tende a ter zero caloria, embora possa levá-lo à cadeia.

Nossos cérebros estão programados para se deleitar com a vingança. Estudos realizados por meio de ressonância magnética mostraram que, só de pensarmos na desforra, as áreas de prazer no nosso cérebro são inundadas com dopamina – a mesma

A magia do equilíbrio

reação de quando comemos um bolo de chocolate (a liberação de dopamina é o mecanismo de reforço por trás dos casos de dependência química). O mais provável é que isso seja resquício evolutivo de quando seres humanos primitivos carregavam instintos que informavam ao cérebro que a vingança era essencial para a sobrevivência. Se um tigre atacasse um grupo de pessoas pré-históricas, matando algumas e mutilando outras, o líder encorajaria os sobreviventes a armarem-se de pedras e seguir o animal. A motivação vingativa tem sentido para o grupo porque, no fundo, seus membros sabem que o tigre pode considerá-los uma presa fácil e voltar outro dia para fazer mais estrago, se eles não conseguirem demonstrar força. Os grunhidos coletivos da tribo correndo para se juntar ao líder mostram que todos fazem parte do plano de vingança, dando-lhes a vantagem necessária: força coletiva *e* um bom exercício cardiovascular.

Gostamos de pensar que evoluímos desde então, mas algumas pessoas diriam que não o suficiente. Há muitas razões que podem levar os humanos de hoje a desejar demonstrar um mau comportamento recíproco. Pense em todas as vezes que você quis dar o troco em alguém que roubou uma ideia sua ou conseguiu uma promoção que você achava que era sua por direito; lembre-se de quando era pouco mais que uma criança e seu irmão contou aos seus pais que você tinha pego o carro deles escondido e acabou ralando o para-lama.

Aqueles de nós que cresceram com irmãos sabem muito bem como é a vingança (tanto para o alvo quanto para o executor). Quando somos pequenos, nossas IPs são baixas porque não amadureceram o suficiente para responder adequadamente a um aparente ataque. Se um menino cospe na cara do irmão mais velho de propósito, podemos ter certeza de que uma briga é iminente. Na minha casa, minhas adoráveis filhas tornam-se menos adoráveis quando uma acha que foi prejudicada pela irmã, mesmo que por acidente. Uma vez vi uma delas pisar no pé da outra sem perceber. Minha filha machucada não pensou duas vezes: fechou o punho e desferiu na outra um murro em retaliação, *pá!*

HÁ RAZÃO PARA A MÁXIMA: "UMA MULHER DESPREZADA..."?

A questão das diferenças entre cérebros masculinos e femininos pode ser bem difícil de abordar.* Com isso em mente, vou tentar ser delicado e me ater à ciência do que sabemos sobre o cérebro e como homens e mulheres veem a vingança de formas diferentes. Simplificando: homens têm muita testosterona, ao passo que mulheres têm muito estrógeno; essa variação básica na biologia faz homens e mulheres agirem de forma diferente quando se sentem injustiçados.

Quando um homem é ameaçado, seus níveis de testosterona reduzem o medo, fomentando a liberação da sua agressividade.[137] Em um estudo científico, quando mulheres receberam injeções de testosterona, seus cérebros apresentaram um incremento de atividade na amídala, e elas passaram a responder mais agressivamente a situações.[138] Agora, se as mulheres no geral têm menos testosterona e estão geneticamente menos propensas do que os homens a reagir de forma agressiva a alguma hostilidade, por que tanta atenção têm se dado à noção de que mulheres podem ser mais cruéis que homens quando maltratadas e mais propensas a se vingarem?

A origem dessa percepção data de 1697, ano de estreia de *The mourning bride* (A noiva de luto), uma peça britânica de William Congreve, com a seguinte passagem: "Não há raiva no

---

* Gosto de acreditar que sou justo ao discutir comportamentos masculinos e femininos. Adicionei o sobrenome da minha esposa (Boxer) ao meu (Wachler) quando nos casamos, sendo um caso raro de homem com nome de casado. Curiosamente, John Lennon tentou mudar seu sobrenome para "Ono Lennon", mas a lei britânica ainda não permitia mudanças de sobrenome, então sua solução foi mudar o nome do meio para "Winston Ono".

A magia do equilíbrio

céu, como aquela do amor originada / Nem fúria no inferno, como a de uma mulher maltratada".[139]

Nos anos 1990, um incidente ocorrido em Manassas, Virgínia, capturou a atenção dos fofoqueiros ao redor dos Estados Unidos: o caso de Lorena e John (Wayne) Bobbitt. De acordo com os relatos, Lorena decepara o pênis do marido enquanto ele dormia como punição por sua infidelidade.[140] *Ai...* As psicopatas de filmes de suspense como *Perversa paixão* e *Atração fatal* podiam aprender uma coisa ou outra com Lorena Bobbitt!

Quando uma mulher fica "derretida de amor" por alguém, a dopamina – sim, o mesmo neurotransmissor que mencionei antes quando falava do prazer da vingança – inunda sua mente. Estudos mostram que essa é uma resposta intensa e poderosa (imagine uma poção do amor no cérebro); se uma mulher perde esse sentimento de alegria, como ao descobrir uma infidelidade do parceiro, seus níveis de dopamina despencam, e tudo o que havia de adorável na pessoa amada vai embora pela janela. Os casos mais extremos incluem mulheres magoadas que riscam carros, fazem sexo com os irmãos ou melhores amigos do ex-parceiro, criam escândalos em locais públicos ou publicam detalhes sórdidos na internet ou em outdoors!

Porém, é claro, isso não significa de modo algum que homens sejam santos. Homens são capazes de fazer coisas igualmente terríveis e danosas diante de uma traição ou rejeição (aqui não me refiro a homens que praticam abusos verbais, emocionais e físicos rotineiramente, tampouco a perseguidores doentios: esses não precisam de motivo nenhum para sua fúria ser despertada). As reações passionais masculinas tendem a ser mais imediatas e podem envolver ameaças, destruição de objetos e agressões. Alguns casos podem acabar em suicídio ou assassinato. A diferença é que, à exceção dos psicopatas (que agem de maneiras imprevisíveis e perigosas se não estiverem sob tratamento), homens tendem a demonstrar hostilidade e agressão enquanto a testosterona e as endorfinas ofuscarem sua mente. Porém, tão logo cesse a explosão e os ânimos voltem ao normal, eles percebem que exageraram, arrependem-se e pedem desculpas de cabeça baixa e *um monte* de flores (é válido apontar que abusadores crônicos usam a mesma tática, então nem sempre o arrependimento é garantido). Algumas mulheres, por sua vez, guardam rancor por mais tempo e muitas vezes despertam o sentimento de vingança de acordo com as idas e vindas da tempestade de dopamina.

De qualquer modo, quando você sentir um ímpeto vingativo, tente se concentrar em memórias agradáveis para se reajustar e trocar de perspectiva. O mau comportamento recíproco é um sinal de que sua IP caiu do desfiladeiro. Nesse caso, se você sucumbir aos seus impulsos, pode acabar machucando alguém e talvez seja obrigado a enfrentar as consequências na Justiça.

No próximo capítulo, investigaremos o impacto exercido pelas celebridades na nossa IP.

9

A hora da estrela

O brilho ofuscante da celebridade

Como você deve se lembrar, falamos no capítulo 6 de grandes figuras do esporte que rapidamente ascenderam à glória e, em seguida, despencaram desfiladeiro abaixo, como Wile E. Coyote após mais uma fracassada tentativa de capturar o Papa-Léguas. Também descrevi o fervor que envolve alguns times esportivos e que pode distorcer a IP e controlar a vida dos mais fanáticos de um modo assustador. As celebridades – refiro-me a qualquer tipo aqui: atores e atrizes de televisão, teatro e cinema; estrelas do rock; comediantes; ícones do Instagram; youtubers; estrelas de *reality shows* que alcancem mais do que seus quinze minutos de fama – podem exercer uma influência ainda mais forte em nossas IPs, fazendo com que tenhamos a impressão de que todo famoso é atraente, especialmente em termos de sucesso, dinheiro, talento e aparência. Muitas pessoas sentem-se intimidadas por celebridades ou querem *se transformar* em uma delas, porque suas mentes foram manipuladas pela imagem e pelo estilo de vida e enganadas pela maquiagem e pelo ambiente.

A influência das celebridades sobre os indivíduos e sobre nossa cultura tornou-se tão prevalente, ainda mais com o caráter imediatista das redes sociais, que nossas mentes são persuadidas a acreditar que pessoas famosas são superiores a nós; isso resultou em um fenômeno conhecido como "efeito halo". Muitas vezes, as pessoas levam mais a sério as opiniões e declarações de celebridades (e de alguns políticos) do que as de cientistas, educadores ou pensadores que são especialistas legítimos nos assuntos, o que leva à ignorância e a uma IP abalada. Até o sugestivo termo das redes sociais, "seguidor", dá a entender que as pessoas são conduzidas pelo flautista de Hamelin por um determinado caminho. Na era moderna, tornou-se padrão que indivíduos famosos opinem sobre tudo, de política a meio ambiente, de direitos humanos a vacinação infantil, independentemente de eles compreenderem as questões ou não (é válido dizer que alguns apresentam mais conhecimento que outros).

Todos nós já fomos vítimas do efeito halo uma vez ou outra, tendo percebido ou não. Neste capítulo, abordaremos algumas das formas como esse feito manipula nossos pensamentos, crenças e autoimagens, seja no mundo da publicidade, seja nas redes sociais.

O HALO

O efeito halo, como usualmente definido, é um tipo de percepção enviesada que ocorre quando a impressão geral que temos de uma determinada pessoa influencia o modo como julgamos o seu caráter – mesmo que essa impressão não se baseie na realidade. Ninguém está completamente imune a ele. Desde os tempos em que surgiram o rádio e a televisão até a era da internet atual, as celebridades têm exercido uma influência tão significativa sobre fãs e seguidores que muitas delas tornaram-se tão conhecidas por seus comerciais quanto por seus feitos profissionais. Apesar de sua luta histórica com Muhammad Ali, George Foreman será eternamente associado à sua linha de grelhas portáteis. Mais recentemente, o ator e ex-jogador de futebol americano Terry Crews se associou ao desodorante Old Spice, tornando-se parte indispensável do estilo único dos seus comerciais de televisão. Mesmo o ator George Clooney entrou no jogo, usando sua figura de homem maduro e elegante para atrair o público às cafeteiras de cápsula Nespresso. E não nos esqueçamos das mulheres: Brooke Shields (Calvin Klein), Charlize Theron (Dior) e Serena Williams (Nike, Gatorade e tantas outras).

Quando celebridades renomadas e bem-sucedidas aparecem em um comercial, um pozinho mágico adentra as mentes dos espectadores, como se eles associassem a aura dos famosos aos produtos apresentados, fazendo-os parecer mais confiáveis e desejados. Nossa IP também pode ser drasticamente reduzida por escolhas específicas de porta-vozes, como discutiremos mais adiante. Se Brooke Shields estrelasse os comerciais absurdos do Old Spice ou se George Foreman tentasse vender perfumes da Dior, o impacto seria o mesmo?

Nos dias de hoje, as coisas "evoluíram". Agora, as celebridades podem usar seu efeito halo de formas inesperadas. Há não muito tempo, a atriz americana Jenny McCarthy foi bastante sincera ao se dizer contrária à vacinação, afirmando que o risco de ela desencadear autismo era mais significativo do que o risco representado por doenças como sarampo ou catapora, desencorajando espectadores a vacinarem seus filhos (uma postura criticada por membros da comunidade científica).[141] Nas redes sociais, os ricos e famosos (como McCarthy) são influenciadores em uma escala ainda mais monumental, já que podem plantar uma semente nas mentes de milhões de seguidores com um mero tuíte de 140 caracteres. Embora essas manifestações pareçam inofensivas na superfície, há riscos – pois pode não ficar claro se a pessoa realmente sabe do que fala e se os anúncios são pagos –, e tudo isso ocorre na velocidade da luz.

Kim Kardashian West recebe de 750 mil a um milhão de dólares de cada anunciante que a contrata e dez mil dólares por tuíte ou publicação no Instagram.[142] Por que celebridades são tão bem pagas para isso? Porque as agências de publicidade sabem que, muitas vezes, o que quer que seja dito por alguém como Kim Kardashian West chamará a atenção de milhões de seguidores por causa do efeito halo. Muitos desses seguidores simplesmente não se importam se as afirmações têm algum fundamento e simplesmente acreditam nelas; os caracteres digitados por Kim já são argumento suficiente (no fim deste capítulo, falaremos mais sobre ela).

O fenômeno do halo não se limita a celebridades ou mesmo a percepções de pessoas. Professores caem na armadilha do efeito halo quando avaliam estudantes que eles supõem estar em um patamar acima dos demais. Um chefe pode se deixar levar por um único atributo dos funcionários, como entusiasmo ou personalidade, que ele então acidentalmente deixa afetar seu processo de avaliação. Consumidores que compram alimentos orgânicos sentem que eles são mais saborosos, menos gordurosos, têm menos calorias, são mais ricos em fibras e mais nutritivos do que os não orgânicos, mesmo que isso tudo não seja real.

Saber que o efeito halo ocorre não torna mais fácil evitar sua influência sobre nossa IP e sobre decisões que tomamos em decorrência dele especialmente quando encaramos alguém ou alguma situação como um caso de "preto ou branco" e ficamos satisfeitos com essa perspectiva, que facilita nosso julgamento. Tanto os ingênuos quanto os cínicos podem ser pegos pelos seus vieses quando se trata do efeito halo, especialmente em relação ao marketing e à publicidade e propaganda.

Um resultado extremo e altamente sinistro do efeito halo são os perseguidores de celebridades. Esses indivíduos ficam tão consumidos com a ideia de conhecer ou *se tornar* seus heróis que seguem os passos deles onde quer que estejam, frequentemente aparecendo sem aviso em lugares públicos ou privados para obter muito mais do que um autógrafo. Hoje, é quase um rito de passagem para grandes estrelas adquirir um ou dois perseguidores em meio às hordas de fãs e seguidores. Beyoncé, Selena Gomez, Jessica Simpson e Jennifer Lopez são só algumas das celebridades que foram ameaçadas por perseguidores. Esse fenômeno não se restringe às mulheres, e atores como Alec Baldwin, Colin Farrell e John Cusack tiveram momentos preocupantes com fãs descontrolados. E não vamos nos esquecer dos Beatles: John Lennon foi assassinado na frente do prédio onde morava, na cidade de Nova York, em 1980, e George Harrisson foi esfaqueado na própria casa por um invasor em 1999 (embora tenha sobrevivido ao ataque).

Claramente, pode ser bastante perigoso ser famoso. Uma amiga minha que trabalha em uma agência de talentos em Los Angeles me informou que a empresa criou uma "linha dos loucos", como eles chamam, para pessoas que ligam exigindo falar com celebridades (eles são deixados na espera, transferidos para outra linha, e submetidos a uma música de elevador insuportável até que se cansem e desliguem o telefone).

No filme de 1982 de Martin Scorsese, *O rei da comédia*, Rupert Pupkin (personagem de Robert De Niro) é um aspirante a comediante tão fascinado por seu ídolo cômico, Jerry Langford (interpretado por Jerry Lewis), que o sequestra e cria seu próprio programa de entrevistas falso em sua casa (com convidados de papelão). "Muitos de vocês devem estar se perguntando por que Jerry não pôde vir esta noite. Bem, ele está meio amarrado, e fui eu quem o amarrou", Rupert diz para a câmera. "Vocês acham que estou brincando, mas esse foi o único jeito que consegui de entrar no *show business*: sequestrando Jerry Langford".

É perfeitamente aceitável admirar talento, aparência e carisma, e até mesmo se inspirar em alguém e tentar entrar para o ramo do entretenimento. No entanto, a partir do momento que uma pessoa fica tão obcecada por uma celebridade que deixa de ter uma vida – ou, pior, vira um Rupert Pupkin –, a IP afunda, às vezes irremediavelmente.

Aproveitando que falamos um pouco de humor com *O rei da comédia*, vamos dar uma olhada no papel que o humor desempenha em nossa IP.

COMEDIANTES SÃO "SUJOS"? DEPENDE DA IP DE QUEM VÊ

Poucas coisas são mais frágeis e sujeitas a interpretação e gosto pessoal do que a comédia. O que uma pessoa considera ofensivo pode ser hilário para outra. É infeliz o comediante de baixa IP que faz piadas sobre Israel em uma sinagoga de Long Island ou o comediante branco de baixa IP que usa termos historicamente racistas em uma apresentação de stand-up no Apollo Theater, no Harlem. Política, religião, sexo, tensões étnicas, deficiências e morte são assuntos que podem render ótimas tiradas, e comediantes assumem grandes riscos para construir suas carreiras, reputação e arte. No entanto, eles também precisam ter cautela: nossa percepção exige que o momento e o público sejam cem por cento certos e que a imagem de palco criada pelo encenador condiga com o material. Poucos comediantes conseguem sucesso com humor de estereótipos junto a qualquer tipo de público, e isso porque eles criaram personagens de palco tão específicos que conseguem conquistar a cumplicidade da audiência, que não vê maldade em suas brincadeiras.

Voltando um pouco no tempo, gostaria de falar sobre Lenny Bruce, o comediante e satirista americano que revolucionou o stand-up moderno e contava uma piada de sogra que talvez tenha originado todas as outras. Era algo como: "Minha sogra arruinou meu casamento. Um dia, minha esposa chegou em casa e viu nós dois juntos na cama".

Essa é uma piada escandalosa? Bem, talvez não nos dias de hoje. A piada e a evolução de nossas reações a ela ilustram como a cultura muda nossa percepção ao longo do tempo. As percepções de realidade (e de moralidade) de um determinado momento ditam o que é obsceno e inapropriado e o que é inofensivo. Nos anos 1960, essa piada de Lenny Bruce passava dos limites do que era apropriado para muitas pessoas. Hoje, normas sociais mudaram essas delimitações, e nossa IP está disposta a aceitar um humor bem mais vulgar.

No seu tempo, Lenny Bruce não só foi proibido de se apresentar em diversos lugares por causa do seu linguajar chulo e da abordagem de temas que eram tabu, como foi *preso* em várias ocasiões. Os anos de batalhas jurídicas trouxeram uma angústia considerável a ele, que via a si mesmo como mais do que um humorista vomitando piadas. Muitos comediantes famosos nos Estados Unidos, como Henry Youngman, Milton Berle e Jackie Gleason, contavam várias piadas de sogra, mas nunca foram tão longe como Bruce, que estava eras à frente do seu tempo, desafiando a moral vigente e preparando o terreno para Robin Williams, George Carlin, Richard Pryor, Eddie Murphy, Amy Schumer, Sarah Silverman, Margaret Cho e muitos outros. Esses comediantes tendem a ter IPs excepcionalmente altas, sendo capazes de ver e revelar verdades (exagerando-as para obter efeito) que o público pode não ter notado (ou nunca expressou em voz alta). Comediantes, sejam eles "sujos" ou não, ajudam-nos a rir de nós mesmos e de nossos defeitos, ampliando nossa percepção e aprimorando nossa IP, especialmente quando expõem os absurdos e falsidades de nosso dia a dia.

Mentes manipuladas

> ## Riscos que levam para a cama
> No mundo do *stand-up* americano, até os comediantes na base da pirâmide observam o efeito halo sobre a IP de seu público. Estar no palco em um pequeno clube de comédia cria uma aura de celebridade em quem está sob os holofotes. Após o show, muitos comediantes permanecem no bar casualmente, e há grandes chances de fãs se aproximarem deles com segundas intenções.
> Comediantes precisam ter certa medida de confiança, carisma e comando para manter a compostura no palco, e todas essas características são consideradas sedutoras. Mas muitos fãs são principalmente atraídos pelo traço de celebridade (por mais que se trate de uma celebridade *menor*) e pelo fato de esses artistas serem conquistas mais palpáveis que estrelas do rock ou atores hollywoodianos.

REALITY SHOWS E SELFIES

Durante anos, tabloides e revistas de fofoca ganharam reputação exagerando (ou inventando) escândalos de celebridades, explorando casos de dependência química, adultério, divórcio, triângulos amorosos, cirurgias plásticas, colapsos mentais, ganho de peso e conexões alienígenas. O efeito halo de celebridades que esmiuçamos anteriormente inclui a mística que rodeia as estrelas. As celebridades que são alvo de rumores figuram tão acima das pessoas normais que mesmo a notícia mais absurda e negativa – com imagens mal fotografadas e muitas vezes intencionalmente distorcidas para deixarem a pessoa com uma aparência obesa e maltrapilha – torna-se plausível e irresistível para os leitores vorazes. Durante muito tempo, não houve uma semana em que Oprah não estivesse secretamente passando por um processo de redução de peso revolucionário, em que Michael Jackson não fosse identificado como um alienígena e em que Elizabeth Taylor não estivesse se apaixonando pela trocentésima vez. Os tabloides não deixaram de existir (muito pelo contrário), e o fascínio do público com a vida dos ricos e dos famosos não diminuiu. As pessoas continuam a ter uma necessidade insaciável de saber a última novidade sobre aqueles casais famosos marcados por um eterno vaivém. Mas algo aconteceu ultimamente: o universo das fofocas e da obsessão por celebridades mudou, de modo a acomodar novas fontes e formatos, mais especificamente *reality shows* e a internet, especialmente as redes sociais.

Reality shows são uma forma de entretenimento única. Normalmente, esses programas apresentam pessoas de boa aparência reunidas para resmungar, discutir, brigar e fomentar intrigas (tudo isso, muitas vezes, com estímulo da produção, a fim de aumentar a audiência). Por que as situações desastrosas nas quais as esposas de Hollywood se metem enquanto vão à manicure e planejam festas luxuosas fascinam uma audiência tão grande? Essas protagonistas de *reality shows* geralmente não são atrizes, comediantes ou estrelas da música. O fato de aparecerem na televisão superproduzidas (ou não) e terem algum tipo de conexão com o mundo das celebridades (mesmo que envolvidas com o crime, como no caso de programas sobre esposas de mafiosos) as tornam irresistíveis tanto para o público mais jovem quanto para aquele que se cansou de trivialidades sobre Oprah e John Travolta. Para espectadores decepcionados com as próprias vidas, *reality shows* são uma oportunidade de espiar outros mundos pelo buraco da fechadura.

Tom Sandoval e Scheana Marie são dois queridos e carismáticos pacientes meus (Tom fez uma cirurgia LASIK avançada inventada por mim e Scheana usa lentes de contato coloridas) que estrelam o *reality show Vanderpump Rules*, que vem cativando um número crescente de fãs. Os dois são ótimas pessoas levando suas vidas, mas terem suas imagens transmitidas na televisão transformou a percepção dos fãs sobre eles. Muito mais intrusivos do que um mero artigo em um tabloide ou revista de fofoca, *reality shows* colocam uma câmera na frente dessas pessoas com e sem maquiagem, com roupas chiques e com suas bagagens e verrugas expostas. Esse gênero de programação oferece uma oportunidade de observar essas celebridades agindo como pessoas de verdade, cometendo erros visíveis e tendo surtos emocionais.

O fenômeno dos *reality shows* invadiu também a internet, um ambiente que permite que as celebridades controlem elas mesmas o que seus fãs veem sobre elas no Instagram e em outras redes sociais, podendo gerar efeitos impressionantes. Por exemplo, minha paciente Corinne Olympios, do *reality show* The Bachelor, fez comigo a cirurgia LASIK avançada que inventei. Antes disso, ela falou sobre o procedimento para seus seguidores no Snapchat. A resposta que obtive por causa de sua publicação foi gigantesca. Estrelas das redes sociais usufruem de um tremendo poder, que pode ser usado para dar visibilidade a assuntos importantes. Um bom exemplo de uso de redes sociais para ajudar os outros é o da adorável família ACE, cujo canal do YouTube (*The ACE Family*), durante a produção deste livro, tinha mais de seis milhões de inscritos. Eles publicaram um vídeo de um membro da família que tem ceratocone. Ele teve a feliz surpresa de ganhar uma passagem de avião para se encontrar comigo e ser submetido aos tratamentos que criei, Holcomb C3–R e Intacs, que podem melhorar a visão e evitar um transplante de córnea invasivo. Menos de 24 horas depois de o vídeo ser publicado, tinha 906.633 visualizações e mais de 26 mil comentários. A influência das redes sociais e o engajamento proporcionado por elas junto a seguidores devotos são aspectos que não podem ser subestimados.

Enquanto isso, "estrelas das *selfies*" podem se exibir a qualquer momento do dia fotografando a si com seus smartphones e publicando as imagens no Twitter, Instagram e Snapchat para que milhares – ou milhões – de pessoas vejam. A geração das *selfies* está oficialmente tomando as rédeas, e todos estão convidados para a festa... ou ao menos para ver a festa. Kim Kardashian West, que já foi chamada de "a rainha das *selfies*" e a "quebradora da internet", publicou (com direito a reimpressões) o livro *Selfish*,[143] uma coletânea de *selfies*. Muitos compraram-no para servir como item de decoração, e provavelmente muitos mais sorrateiramente vasculharam suas páginas em alguma livraria para olhar as fotos mais sedutoras.

Kim, seminua, olha para si mesma no espelho com um olhar sedutor; o retrato é criado e enviado pelas redes sociais diretamente a seus seguidores, que podem reagir e responder a ele em tempo real. Sob a perspectiva do marketing, é brilhante, pois cria uma ligação com os fãs muito mais forte do que aquela que ocorreria se eles apenas lessem sobre ela uma revista de celebridades (falaremos mais sobre celebridades e marketing no capítulo 12). Seguidores raramente pensam que isso é marketing, porque suas mentes estão ofuscadas pelo brilho do halo. Ainda que não seja necessariamente uma boa manejadora de varas, Kim é a pescadora mais bem-sucedida que já existiu, podendo ostentar cinquenta milhões de fisgadas de uma vez só. A emoção e a gratificação imediatas do fã nessa conversa unilateral – que parece bilateral, uma vez que o espectador possui a habilidade de comentar – vão diretamente ao centro da IP e a essa nova (e falsa) conexão íntima entre celebridade e fã. Kim tem total controle da imagem de si que deseja transmitir. O relacionamento com os fãs se torna sinérgico, ao passo que ela forja uma ligação com eles: seus fãs recebem a mais nova *selfie* com frequência regular (como receberiam de um amigo real nas redes sociais), refletem sobre ela, avaliam, comentam, compartilham e a absorvem como parte das fantasias de suas IPs.

Agora, vamos falar de como a IP interpreta o que mais gostamos de fazer na cama: dormir... ops, quer dizer, "sexo".

10

Introdução à Inteligência Persexual

Cada um na sua

Antes de iniciarmos nossa exploração do aspecto carnal da IP, permita-me deixar registrado que não quero me passar por um sexólogo ou terapeuta sexual. Minha especialização médica envolve olhos e visão. Dito isso, sei que paixão e sexo conduziram as interações e as decisões humanas desde o começo dos tempos, resultando em percepções equivocadas, erros de compreensão e falácias que revelam se temos IP alta ou baixa nessa arena.

Nossas fantasias, nossa habilidade de distinguir o que é real do que não é e os tipos de atividades sexuais das quais participamos dizem muito sobre a sociedade e sobre nós mesmos. Em alguns casos, a recusa em aceitar coisas naturais – como o fato de que a masturbação é um impulso biológico normal e não tem nenhuma ligação com a moralidade – contraria evidências científicas e indica baixa IP; negar tais fatos é como negar que a Terra seja redonda ou que o aquecimento global seja um fenômeno real. O extremo oposto também é verdade. Aqueles que cedem a fantasias imorais e/ou ilegais (pedofilia e pornografia infantil, incesto, estupro etc.) têm baixa IP, com implicações perigosas para outras pessoas e para a sociedade como um todo.

Quando se trata de áreas controversas, como pornografia, masturbação, infidelidade e orientação sexual, em que momento passamos do limite de nossas crenças? Se é certo que estamos rodeados por sexo na internet, na televisão, nos filmes, na publicidade e praticamente em todos os cantos do nosso dia a dia, como podemos ter certeza de que nossas percepções não foram excessivamente influenciadas e distorcidas anormalmente? Neste capítulo, exploraremos como sinais sexuais internos e nossas interpretações sobre eles podem tanto guiar quanto enganar nossa IP.

A INTERNET: DISNEYLÂNDIA DO SEXO OU SODOMA E GOMORRA VIRTUAIS?

Se você é uma das poucas pessoas que não acessam pornografia na internet e não pensa duas vezes antes de julgar quem acessa, considere as seguintes estatísticas (trata-se de números globais, exceto onde indicado):

- trinta por cento do tráfego da internet é pornografia;[144]
- o maior site de pornografia tem até 350 milhões de visitantes únicos por mês (um valor próximo à população dos Estados Unidos);
- 64 por cento dos homens americanos veem pornografia pelo menos uma vez por mês (a porcentagem é quase igual se apenas contarmos os cristãos);[145]
- 79 por cento dos homens entre dezoito e trinta anos veem pornografia pelo menos uma vez por mês;
- 67 por cento dos homens entre 31 e 49 anos veem pornografia pelo menos uma vez por mês;
- 55 por cento dos homens casados veem pornografia pelo menos uma vez por mês;
- uma em cada três mulheres assiste pornografia semanalmente.[146]

Isso é bastante pornografia para se assistir! As pessoas estão tão ocupadas baixando imagens e vídeos explícitos que é um milagre que alguém tenha tempo de trabalhar, cortar a grama, ir à aula de ioga ou assistir ao último lançamento da Pixar com a família. Quando se trata de predisposições, interesses e curiosidades sexuais, praticamente quase tudo que podemos fantasiar está ao alcance dos nossos dedos, 24 horas por dia, sete dias por semanas, em todo o globo e gratuitamente, tudo isso à distância de alguns toques no teclado. Nunca o mundo vivenciou algo como esse dilúvio de conteúdo promíscuo, embora imagens, sonhos e comportamentos depravados existam há muito tempo, assim como a representação de imagens eróticas. A diferença é que hoje temos a tecnologia para facilmente fotografar, filmar, compartilhar, buscar e encontrar basicamente qualquer experiência que quisermos.

Sou sexy demais para minha toga

As perspectivas sobre conteúdo desse tipo mudaram ao longo dos séculos. O que chamamos hoje de pornografia é onipresente na história, tendo encontrado aceitação desde os tempos antigos das civilizações grega e romana. Os meios de representação visual eram obviamente diferentes, e figuras eram reproduzidas em artigos diversos, como vasos, copos, lâmpadas, joias e outros itens comuns naqueles tempos. Há sempre o risco de constrangimento quando vamos a um museu de arte com filhos pequenos e precisamos explicar por que os homens e as mulheres nas esculturas estão quase sempre nus (além de tipicamente terem um braço ou um nariz a menos). Porém, gregos e romanos não viam os atos sexuais como algo mais do que uma atividade cotidiana, e retratos de nudez e fornicação ficavam expostos a quem quisesse ver em templos religiosos e vários tipos de locais públicos, inclusive paredes de banheiros (como ainda pode ser visto em Éfeso). A IP dessas pessoas era alta nesse quesito, pois elas não viam nada de indecente em representar o corpo humano e suas predisposições sexuais naturais – tanto hétero como homossexuais. Inclusive, não apenas os destroços das casas de banho da Pompeia antiga (localizada na Itália e destruída por uma erupção vulcânica em 89 d.C.) revelam arte que consideraríamos sexualmente explícitas nos dias de hoje, como também mostram pessoas usando brinquedos eróticos, como consolos, para aumentar o prazer.[147] É evidente que os gregos e romanos da antiguidade sentiam-se bastante confortáveis com sua sexualidade – talvez até demais se nos lembrarmos das orgias, sexo com escravos e outras coisas – e até retratavam seus deuses como entidades um tanto priápicas (especialmente Zeus, que fazia sexo com mulheres assumindo a forma de animais, como o touro).

Na Índia, as coisas foram além. Em algum momento em torno do século II a.C., um filósofo chamado Vatsyayana criou o primeiro livro de relacionamentos e/ou manual de sexo de que se tem registro, o *Kama Sutra*.[148] Adicionalmente aos conselhos sábios sobre a vida e o amor, o *Kama Sutra* descreve em detalhes todas as posições sexuais conhecidas. Alcançar o prazer sexual era considerado essencial para uma vida saudável e um relacionamento completo, e acreditava-se que reproduzir as diversas posições descritas no livro era uma forma de obter júbilo espiritual junto a um parceiro.

Mudando percepções: repressão em nome do Senhor

Sabemos que muitas culturas antigas, incluindo os gregos e os romanos, aceitavam ou até encorajavam a expressão da sexualidade e representações visuais de atos sexuais. No entanto, a IP sujeita-se a processos dinâmicos, e a história está repleta de exemplos de sociedades com culturas reprimidas. Parece que a repressão sexual evoluiu com o tempo, à medida que a população ficou mais educada e sofisticada e a doutrina religiosa se infiltrou em cada aspecto da vida.

A cultura inglesa vitoriana, por exemplo, evitava o conceito de sexo por prazer, e a Igreja considerava pecaminoso basicamente tudo no ato sexual, a não ser que fosse feito especificamente com o intento de procriar – e, assim, bania-se qualquer método anticoncepcional. Ironicamente, reprimir o sexo só fez com que a prostituição crescesse em Londres naquele período. Por inúmeras vezes, a indústria do sexo se beneficiou dos decretos repressivos da Igreja.

Desde que os primeiros puritanos se estabeleceram na América do Norte, a influência religiosa criou todo tipo de noção equivocada sobre sexo, especialmente em relação ao que é considerado pornografia, a quais comportamentos sexuais são aceitáveis e a quanto a masturbação é prejudicial à mente, ao corpo e à alma. A própria Bíblia tem uma visão restritiva sobre esse último ato, descrevendo como Onã foi punido por Deus por ter derramado sua semente (o termo "onanismo" frequentemente é usado para se referir à masturbação). Desde então, padres e pastores falam sobre os males da masturbação e avisam que aqueles que usufruírem da prática sofrerão consequências terríveis. Nos Estados Unidos, milhões de cristãos foram condicionados a pensar que, caso se masturbassem, uma ou mais das seguintes coisas certamente ocorreria: 1. suas partes íntimas cairiam do corpo; 2. eles ficariam cegos; 3. iriam direto para o inferno.

O mito do cinto de castidade

Até hoje, muitas pessoas acreditam que cintos de castidade eram usados na Idade Média para garantir que jovens mulheres mantivessem sua virgindade até que seus cavaleiros ou senhores feudais retornassem para uni-los em um casamento religioso.[149] A verdade é bem diferente. Cintos de castidade só entraram em alta no século XIX,[150] quando médicos passaram a prescrevê-los principalmente a rapazes jovens para evitar a masturbação, que se acreditava ser prejudicial à saúde, causando doenças mentais,

> cardíacas e até câncer* (ironicamente, o oposto é verdade[151]: estudos científicos indicam que a masturbação pode reduzir o risco de câncer de próstata, e a prática pode ser considerada uma necessidade biológica). Nessa época, cintos de castidade também eram tidos como proteção para trabalhadoras contra avanços indesejados de colegas e superiores. Mas, voltando ao primeiro uso, você consegue imaginar um menino forçado a usar um cinto de castidade por baixo de sua bermuda de banho quando fosse nadar num lago para se refrescar com os amigos em um dia quente de verão?

De 1960 a 1980, Morton A. Hill, um dos padres jesuítas fundadores da organização americana Morality in Media, lançou diversas campanhas e até trabalhou com a administração dos governos de Lyndon B. Johnson e Ronald Reagan para livrar o mundo de conteúdos sexuais.[152] Hill não estava de forma alguma sozinho nessa cruzada, e muitos outros líderes religiosos e evangelistas desde então consideram o banimento da pornografia uma parte significativa de suas missões.[153] Ao longo dos anos, facções religiosas (especialmente cristãos conservadores) tornaram-se extremistas, tentando não apenas proibir a pornografia em revistas e filmes, mas também denunciando ativamente artistas, escritores, programas de televisão, filmes e músicas por conteúdos menos ofensivos do que você encontraria exposto no Metropolitan Museum of Art de Nova York.

---

* Os Estados Unidos certamente têm alguns segredos sujos no seu passado em relação à interseção de sexo e medicina. No começo dos anos 1900, na Califórnia, inúmeras mulheres jovens sexualmente ativas foram submetidas à esterilização cirúrgica involuntária, a mando dos pais, simplesmente porque reagiam à ação dos seus hormônios. Entre 1909 e 1960, foram realizadas vinte mil esterilizações (incluindo algumas feitas em homens com doenças mentais), o que equivale a um terço dos procedimentos desse tipo em todo o país.

O veredito da IP: sujeira ou auxílio sexual?

As perguntas sem respostas continuam: quem determina o que é considerado pornografia? E onde estabelecemos um limite? A IP tem um papel fundamental em determinar nossa forma de pensar. Fanáticos religiosos com baixa IP chegam a extremos, como tentar cobrir seios de esculturas romanas antigas, banir clássicos literários como *O amante de Lady Chatterley* e *Madame Bovary* e incluir avisos sobre conteúdo obsceno em capas de discos de rock e rap. Por sua vez, organizações feministas que combatem a pornografia levantam uma questão legítima quanto à imagem de mulheres envolvidas em situações inferiorizantes, degradantes e/ou violentas contra suas vontades, além de denunciar qualquer coisa que se aproxime de pornografia infantil e outros crimes hediondos.

O enorme volume de pornografia e a acessibilidade instantânea a esse tipo de conteúdo na internet são ruins para sua IP? Eu acredito estar dentro dos limites da IP cedermos de vez em quando à tentação de, na privacidade de nossa casa, assistir a algum vídeo relacionado à fantasia de nossa preferência. Mas o gosto por qualquer coisa que ultrapasse os limites do consentimento (especialmente se envolver menores de idade) revela problemas psicossociais mais profundos, que provavelmente exigem alguma forma de tratamento.

Uma IP sexual forte indica que você pode ver e desfrutar do que quer que o excite (fora casos como os supracitados, claro), contanto que não se vicie, a ponto de perder várias horas do dia na frente do computador e de deixar essa atividade interferir na sua vida pessoal e profissional. Para aqueles com baixa IP, fantasias sexuais tornam-se percepções distorcidas, e é possível que esses indivíduos passem dos limites e ajam com base nelas, o que nunca é bom.

Mentes manipuladas

MASTURBAÇÃO E IP

Nosso desejo sexual é despertado durante a puberdade, quando nossos hormônios explodem em um frenesi completo, ao passo que, inconvenientemente, ainda não temos nenhuma experiência ou inteligência emocional para controlá-lo. Somos dependentes das perspectivas sexuais que formamos durante nossa criação (que, de acordo com Freud, começa no momento em que somos introduzidos ao seio materno) e das pessoas, imagens e circunstâncias ao nosso redor, embora nossas predisposições e gostos estejam codificados em nossos DNAs e em nossos cérebros. Como diz a Dra. Ruth Westheimer, uma terapeuta sexual renomada: "Quando se trata de sexo, os quinze centímetros mais importante são aqueles que ficam entre as orelhas".

Adolescentes do sexo masculino têm uma IP sexual particularmente baixa, uma vez que processam pensamentos libidinosos praticamente a cada minuto do dia. Suas fantasias são vívidas e numerosas, além de os consumir por completo. Um rapaz adolescente normal pode se masturbar pensando no último vídeo que viu no YouPorn, na esposa de um parente, na melhor amiga da mãe, na vizinha, na atendente da cafeteria, na garota que senta na carteira ao lado na sala de aula e em uma foto picante de Megan Fox... muitas vezes, num único dia!

Pouca coisa mudou desde o clássico literário de 1969 *O complexo de Portnoy*,[154] romance de Philip Roth no qual Alexander Portnoy, um homem judeu obcecado por sexo, conta suas fantasias e relembra suas experiências desde a adolescência, havendo se masturbado usando o sutiã da irmã, sua luva de beisebol e um pedaço de fígado cru. Trinta anos depois, no filme *American pie – a primeira vez é inesquecível*, um estudante no último ano do Ensino Médio, Jim Levenstein (Jason Biggs), troca intimidades com uma torta de maçã... então pelo menos pode-se dizer que os garotos passaram do prato principal para a sobremesa desde Portnoy.

Introdução à Inteligência Persexual

Admito que fui exceção, décadas atrás, em relação ao assunto fixações adolescentes. Quando eu era jovem, meu amigo Keith morava na 21st Street em Santa Monica, Califórnia. Para ganharmos uns trocados, lavávamos a Mercedes e a motocicleta do vizinho do outro lado da rua, ninguém menos do que o ícone dos filmes de ação Arnold Schwarzenegger. Um dia, Keith me disse que Arnold aceitou emprestar para nós um filme pornô e queria saber minha opinião. Eu disse, entusiasmado: "Claro! Com certeza precisamos pegar emprestado!". Mais tarde, naquele sábado, eu e Keith atravessamos a rua até a casa de Arnold e tocamos a campainha. Ele abriu a porta, sorriu e disse com seu famoso sotaque: "Entrem, garotos. Vou lá pegar". Quando voltou, trouxe uma sacola marrom, que entregou a Keith dizendo: "Aproveitem!". Nós voltamos para a casa do Keith. Quando entramos no quarto dele, abrimos a sacola e pegamos uma fita VHS de *The opening of Misty Beethoven* (considerado um clássico do cinema pornô). Para nós, adolescentes transbordando hormônios, obter esse vídeo premiado foi como ganhar na loteria. Naquela noite, a família do Keith saiu e nós dois ficamos sozinhos na casa dele. Ele colocou a fita no aparelho e nós mandamos ver, por assim dizer. Aproveitamos o filme do começo ao fim, pausando e rebobinando a fita várias vezes para tentar entender como os atores conseguiam se desdobrar em posições tão incomuns. Quando fomos devolver a fita, oferecemos ao Arnold nossos mais sinceros agradecimentos.

Compartilho essa história não para soar vulgar, mas para ressaltar a questão de que nossa composição biológica na adolescência nos leva a buscar conteúdo sexual e a satisfazer nossas curiosidades. Antes que pensemos erroneamente que garotas estejam imunes a esse fenômeno hormonal, levemos em conta a estatística do site Covenant Eyes (dedicado a "filtragem e responsabilização na internet"), que diz que seis em cada dez mulheres já viram pornografia antes dos dezoito anos[155] e que quase um quarto das adolescentes já assistiram a cenas de *bondage* na web. Adolescentes mulheres também se masturbam com frequência e têm seus próprios experimentos e fetiches *a la* Portnoy. Já ouvi várias histórias de mulheres que ficaram íntimas de objetos encontrados na seção de hortaliças do mercado (abobrinhas, pepinos, cenouras... acho que já deu para entender).

Mark Twain acertou a mão nesse discurso

Em 1879, um autor e humorista internacionalmente famoso fez um discurso em Paris intitulado "Some thoughts on the science of onanism" (Algumas considerações sobre a ciência do onanismo) a um grupo seleto de intelectuais franceses de mente aberta. O grande Mark Twain – sim, o mesmo de *Tom Sawyer*, *Huckleberry Finn* e muitos outros clássicos – falou a seu público em tom satírico sobre o ato (que na época era tabu) de se... bem, descabelar o palhaço, com a clara premissa de que não há nada de errado em fazer algo que é biologicamente natural. A obra, agora disponível como um pequeno livro ilustrado com o título *Mark Twain on Masturbation*[156] (Masturbação segundo Mark Twain), também apresenta divertidas citações de figuras históricas que ele modificou. Twain propôs, brincando, que no segundo livro da *Ilíada*, Homero escreveu: "Me dê masturbação ou me dê a morte!" e que um herói zulu chamado Cetewayo disse: "Uma bronha na mão vale mais do que duas voando".

Se nós achamos essas falas engraçadas e ousadas hoje, imagine o que as pessoas pensaram delas em 1879! Certamente a França era mais receptiva a esse tipo de conversa do que os Estados Unidos naquele tempo, e Twain teve a sabedoria de proteger sua reputação e entreter somente o público certo com esse material. Ainda assim, a sua habilidade para abordar um assunto tão delicado e fazer piadas sobre ele durante o período conservador em que vivia revela uma IP digna de um cavaleiro Jedi do mais alto escalão.

Isso significa que nosso nível de IP é ditado por quantos filmes de fantasias sexuais temos armazenados em nosso cérebro? No fundo, somos todos pervertidos de alguma maneira? Creio que isso só se torna um problema quando agimos com base nessas fantasias e arriscamos a segurança de nossas vidas em decorrência de discernimento ofuscado e riscos mal calculados. Não há caso em que isso seja mais verdadeiro do que no da infidelidade, uma tentação que destrói casais com uma frequência chocante.

COMPORTAMENTO ILÍCITO A UM PREÇO SALGADO

Na série de televisão da HBO *Westworld* (inspirada no filme homônimo de 1973 estrelado por Yul Brynner e escrito e dirigido por Michael Crichton, que sempre teve uma queda por histórias de ação passadas em parques de diversões que saem do controle), "recém-chegados" ricos têm a oportunidade de realizar suas fantasias secretas mais profundas em um ambiente de faroeste com "hóspedes" robôs tão realistas que os espectadores não conseguem saber quem é quem (ou o que é o quê). Com tanta liberdade e desapego, os convidados podem usar esses robôs aleatoriamente – seja para o sexo ou para o estupro, seja para a tortura ou para chacinas –, obtendo uma gratificação instantânea (e incorrendo em várias taxas não mencionadas)... Só que, bem, em algum momento os hóspedes passam a se lembrar das experiências traumáticas, após milhares de reinicializações, simultaneamente desenvolvendo emoções genuínas. O seriado é um quebra-cabeça bem complicado de processar nos âmbitos moral e de realidade *versus* fantasia, mas as principais questões que quero levantar com esse exemplo são: se uma pessoa casada faz sexo com um dos robôs hóspedes hiper-realistas, cometeu traição? Pensamentos sexuais envolvendo outra pessoa (não um robô) são aceitáveis? Há algum problema em fantasiar? Um homem nunca vai se divorciar porque pensou em um *ménage à trois* com uma supermodelo, e poucos diriam que uma mulher que usa um consolo para conseguir orgasmos múltiplos enquanto fantasia sobre George Clooney está traindo o marido.

Nos Estados Unidos, 41 por cento dos casais admitem que pelo menos um dos parceiros já teve um caso,[157] uma estatística estarrecedora. Imagine qual seria esse número se todos os casais entrevistados tivessem sido completamente honestos. Não é de se espantar, então, que filmes e programas de televisão abordem o tema da infidelidade exaustivamente, e que espectadores casados pareçam adorar assistir a essas histórias, por mais que os casos retratados raramente tenham um final feliz. A seguir, listo apenas alguns dos filmes e programas de televisão que tratam do tema:

- **Televisão:** *Scandal (Escândalos – os bastidores do poder); Amantes revoltadas; Being Mary Jane; The good wife – pelo direito de recomeçar; The affair; Divorce; How to get away with murder* (transmitido no Brasil com os nomes *Como defender um assassino* e *Lições de um crime*).
- **Filmes:** *Pacto de sangue, A vida secreta de Zoe, Atração fatal, Infidelidade, Tyler Perry's Temptation: Confessions of a Marriage Counselor.*

Em todas essas situações – e diferentemente do que ocorre em *Westworld* –, as partes culpadas mentem, acobertam evidências e enfrentam períodos de culpa severa enquanto continuam seus encontros proibidos e picantes. *Infidelidade*, estrelado por Diane Lane (Connie, a esposa adúltera) e Richard Gere (o marido traído), obteve 119 milhões de dólares de bilheteria mundial.[158] Faz sentido, já que as cenas de sexo eram mais do que ousadas, especialmente uma inesquecível no corredor, na qual o amante (interpretado por Olivier Martinez) penetra Connie por trás pouco depois de ela querer terminar o caso (sem sucesso, porque o sexo era bom demais). Não é exatamente uma fantasia "de princesa", mas excita esposas e maridos igualmente com sua explicitude quase pornográfica e o perigo, além da exposição de transar em um espaço público. Apesar de as coisas tomarem um rumo terrivelmente macabro para os personagens (não vou contar o final para não estragar a história para quem não viu), aposto meu pacote de salgadinhos de quinoa que a maioria dos casais, assim que chegou em casa após ver o filme, foi direto para o quarto e transou como coelhos.

Os casais que fazem sexo ardente após ver um filme picante como *Infidelidade* têm baixa ou alta IP? Acredito que a balança penda a favor da alta IP, pois casais capazes de processar fantasias e incorporá-las a suas vidas românticas conseguem evitar os impulsos de infidelidade. A coceira passa, e os dois parceiros experimentam um pico na frequência cardíaca, sem nenhum estrago feito a ninguém. Até que um parque temático como Westworld exista no mundo real (o que pode estar mais próximo do que imaginamos), vamos todos concordar em manter nossos relacionamentos apimentados e intactos, mediante atividades que reflitam uma IP alta e saudável.

NÃO QUE HAJA ALGO DE ERRADO COM ISSO

Embora este capítulo tenha dado mais atenção à IP em relacionamentos heterossexuais, uma vez que essa é a referência que tenho pessoalmente, gostaria de abordar o tópico dos equívocos e do preconceito que muitos heterossexuais têm em relação a pessoas com outras orientações sexuais.

Quando o astro de Hollywood de 1,93 metro Rock Hudson morreu de aids em 1985, os tabloides tiveram um dia agitado e oportunista. Primeira grande celebridade que teve sua sexualidade revelada por causa dessa doença horrível (que, na época, era quase sempre fatal), Hudson foi vítima de manchetes sórdidas e reações exacerbadas de pessoas desinformadas que ficaram chocadas e enojadas porque a imagem máscula do ator – que por décadas nas telonas formou pares românticos com Doris Day e outras atrizes – havia sido eternamente manchada. Em suas mentes, ele tinha passado de um galã de Hollywood a símbolo de tudo o que havia de perverso na indústria cinematográfica (ou seja, a homossexualidade). É fácil entender, considerando as reações extremas, por que Hudson mantivera sua vida privada dentro do armário por todos aqueles anos.[159] Como disse na época o seu verdadeiro amor, o corretor da bolsa Lee Garlington: "Ninguém em sã consciência saía do armário... era suicídio profissional."

Especula-se que muitas outras estrelas do passado tenham sido gays, lésbicas ou bissexuais, mas conseguiram manter suas imagens intactas ao evitarem expor-se, como Montgomery Clift, Paul Lynde, Marlene Dietrich, Greta Garbo, Josephine Baker, Dick Sargent, Robert Reed, Raymond Burr, Katharine Hepburn, Randolph Scott e Barbara Stanwyck.[160] A homossexualidade era muito mais comum na Hollywood de antigamente do que o público imaginava; os livros *Full Service*[161] (Serviço completo), de Scotty Bowers, e *In or out*[162] (Dentro ou fora [do armário]), de Boze Hadleigh, relatam episódios pessoais surpreendentes. Se histórias a respeito da orientação sexual de atores vazassem durante suas carreiras, suas imagens públicas sem dúvida seriam arruinadas e os fãs se voltariam contra eles.

Gerações passadas (e certos indivíduos ainda no presente), especialmente entre religiosos fervorosos, tinham uma IP bem baixa nesse quesito, enxergando a homossexualidade como uma ameaça à moral da sociedade e um perigo aos jovens, como se a orientação sexual fosse algum tipo de doença contagiosa e pudesse ser ditada ou controlada. Há mais de um século, Oscar Wilde, o brilhante dramaturgo, romancista, poeta e escritor de contos de fadas (entre suas obras, destacam-se *A importância de ser prudente* e *O retrato de*

Dorian Gray), não só foi ridicularizado por sua inclinação homossexual como também foi preso por ela.[163] Muitos de seus fãs o abandonaram, e, quando morreu, ele era um homem destruído.

Felizmente, muitas coisas mudaram desde os tempos de Oscar Wilde ou mesmo da trágica morte de Rock Hudson. Em grande parte por causa do preço que a reputação deles (e de outros) pagou, agora é mais comum que atores, músicos e outros artistas saiam do armário orgulhosamente, sem que se faça grande alarde, e alguns desses megatalentos incluem Ellen DeGeneres, Elton John, George Takei, Neil Patrick Harris, Wanda Sykes, Nathan Lane, Ian McKellen, David Hyde Pierce, Rachel Maddow, Simon Callow, Jodie Foster, Lady Gaga e Lily Tomlin.[164]

Avançamos muito, mas o mundo ainda não se livrou das percepções equivocadas e dos preconceitos contra a comunidade LGBT. Nas escolas, ainda vemos jovens usarem *bicha* e *sapatão* para insultar aqueles que eles imaginam ser gays. Há poucos assuntos na seara política que causam mais polêmica do que o casamento homossexual, como se a cerimônia formal e um pedaço de papel fossem alterar nossa IP em relação à santidade simbólica do casamento (seja lá o que isso queira dizer). Em resposta a essa linha de raciocínio mal delineada, a cantora e escritora Kinky Friedman uma vez disse brincando: "Eu apoio o casamento gay. Acredito que eles tenham o direito de ser infelizes como todos nós". Não há razão alguma para nos sentirmos desconfortáveis com quem tenha inclinações sexuais diferentes das nossas, basta que tenhamos alta IP e estejamos confortáveis com a nossa própria sexualidade.

UMA TRANSIÇÃO OLÍMPICA

Em julho de 2015, a revista *Vanity Fair* publicou uma matéria de capa sobre uma mulher chamada Caitlyn Jenner se assumindo uma mulher transgênero.[165] Nós a conhecíamos antes como o atleta mundialmente famoso Bruce Jenner: campeão olímpico, garoto-propaganda, pai em *reality show* e ex-modelo da revista *Playgirl*. A revelação surpreendeu milhões de pessoas, que não conseguiam aceitar que Caitlyn, uma mulher, era mesmo o viril decatleta medalhista de ouro em 1976, tão famoso nos Estados Unidos que fotos suas lançando dardos adornavam até mesmo caixas de cereais. Embora sua família, amigos, outras celebridades, atletas e fãs tenham demonstrado apoio nas redes sociais, muitas pessoas riram de Jenner pelas suas costas... e alguns na sua frente. No canal de notícias Fox News, o âncora Neil Cavuto chegou a caçoar de Caitlyn diante das câmeras, se referindo a Charles Payne como "Charlene Payne". Na CNN, a âncora Carol Costello não se saiu muito melhor, comentando sua "tristeza" pelo fato de que o físico másculo do Sr. Jenner não estaria mais à vista. O ex-ator do canal Nickelodeon Drake Bell cometeu o erro fatal de publicar no Twitter: "Desculpe... ainda vou te chamar de Bruce", o que causou uma revolta instantânea na comunidade on-line.

Nossas IPs nos levam a formar impressões de pessoas quase instantaneamente, mas elas evoluem e podem ser reparadas com o tempo. No caso de Caitlyn, ser uma mulher transgênero a afasta tanto do campeão de decatlo Bruce Jenner que algumas pessoas até hoje não conseguem entender nem se identificar com a mudança, e, portanto, nunca a aceitarão. Não que Caitlyn precise da aprovação dessas pessoas; ela inclusive ganhou vários prêmios pela coragem que demonstrou em sua transição pública (que se tornaram também motivo de indignação para algumas pessoas).

A questão dos transgêneros, em evidência após Caitlyn Jenner, tornou-se ainda mais controversa na discussão quanto ao uso, por parte dessas pessoas, de banheiros escolares e sanitários públicos nos Estados Unidos. Homens transgêneros deveriam ser autorizados a usar o banheiro das mulheres e vice-versa? Se o uso dos banheiros for restringido a quem tem "os órgãos certos", quem irá se responsabilizar pela verificação dessas coisas? Parece não importar para as pessoas sexualmente reprimidas que ficaram tão preocupadas com isso que elas (e seus filhos) provavelmente já usaram banheiros frequentados por pessoas transgêneros sem nunca suspeitar de nada (e o mais importante: nenhum incidente ocorreu).

Como um meio-termo, muitas escolas e instituições passaram a criar banheiros de gênero neutro, com sinais claramente definindo quem é bem-vindo para entrar. Curiosamente, esses são provavelmente os banheiros mais limpos e seguros de que se tem notícia. E em parte graças a Caitlyn Jenner, um símbolo de coragem para aqueles com IP maduras o suficiente para aceitá-la. Outros com baixa IP continuarão se prendendo a uma imagem enviesada: a de um atleta olímpico que virou uma "aberração".

BELAS FERAS?

Em Vale Camonica, na Itália, há em uma caverna uma pintura rupestre, datada de 8000 a.C., que retrata um homem prestes a penetrar em um animal.[166] Nos anos 1950, Dr. Alfred Kinsey, um biólogo conhecido por suas pesquisas no campo da sexologia, investigou a taxa de ocorrência desse tipo de prática sexual, e estimou que oito por cento dos homens e 3,6 por cento das mulheres nos Estados Unidos já haviam mantido relações sexuais com animais;[167] essa porcentagem era ainda mais alta entre pessoas que viviam em fazendas (especialmente em atos envolvendo ovelhas). Estatísticas mostram que a zoofilia erótica (excitação sexual por animais) e o bestialismo (atos sexuais com animais) é hoje mais prevalente do que nunca, e palavras relacionadas ao assunto figuram entre os termos mais buscados para pornografia na internet. Isso nos leva à seguinte questão: uma vez que esse tipo de inclinação tem sido diagnosticado como desejo biológico e não patológico, indivíduos que cedem a tais impulsos têm baixa ou alta IP?

No fim das contas, o código moral da respectiva cultura social define o que é aceitável e o que não é. O bestialismo é legal em vários países; a Dinamarca só recentemente aprovou leis proibindo o sexo com animais.[168] Os Estados Unidos são uma bagunça nesse quesito:[169] alguns estados consideram-no uma infração menor, ao passo que outros, como Texas e Kentucky, não têm nenhuma lei que os proíba. Não é por acaso que há muito "pornô animalesco" produzido na Rússia. Nesses vídeos, mulheres russas fazem sexo com cachorros, asnos, cavalos e outros bichos. A cultura russa tem um histórico de ter sido relativamente tolerante com esse tipo de comportamento ao longo dos séculos (existe até um mito, completamente falso, de que Catarina, a Grande, morreu tendo relações com um cavalo), então o assunto está mais integrado às suas psiques e é abordado mais abertamente.

Uma consideração importante a se fazer é se o bestialismo pode ser considerado abuso animal ou não. O caso é bastante simples quando um animal demonstra dor ou sofre lesões após a interação. Mas se sinais desse tipo não forem exibidos, considera-se sempre que houve violação porque o consentimento do animal não é confirmável? Por outro lado, não há casos em muitas espécies de animais de machos que penetram as fêmeas sem pedir permissão?

Até que o Dr. Doolittle em pessoa apareça para traduzir latidos, miados, uivos e grasnidos, continuamos no escuro em relação a esse assunto. Uma coisa é certa: aqueles que possuem essa predisposição sexual e têm um desejo incontrolável de realizá-la devem fazer o máximo para garantir que nenhuma criatura se machuque e fechar bem a porta do celeiro para proteger a privacidade de todos os envolvidos, incluindo a do animal. Ninguém quer ver a letra escarlate na vaca mimosa.

Agora, precisamos encerrar este capítulo para falarmos do nosso desejo desesperado por coisas que são caras, raras e fora de nosso alcance. Uma dessas coisas não é exatamente uma ovelha premiada, mas algo que por acaso se origina na traseira de um animal bem diferente...

11

Preciso ter isso

Café de cocô de gato e a sedução da baixa oferta

Você já desejou desesperadamente algo (ou alguém) mesmo sabendo que provavelmente estava fora do seu alcance? Talvez um carro zero caríssimo, uma joia em particular ou uma pessoa atraente que se faz de difícil. Com muito esforço, seria até possível obter aquele objeto de desejo fugidio, mas, para começo de conversa, por que vamos atrás disso? O prêmio tem o mesmo mérito que seu valor percebido sobre ele? Possuí-lo melhorará objetivamente sua qualidade de vida? Ou você simplesmente se deixou levar pela tentação de cobiçar o que você não pode ter?

É um princípio básico do comportamento humano que nosso desejo se torne maior quando acreditamos que aquilo que queremos é raro ou difícil de obter. Uma oportunidade pode parecer mais valiosa se estivermos convencidos de que sua disponibilidade é limitada. Diversos estudos mostram que, quando enxergamos algo como raro, único ou difícil de obter, nossa percepção sobre o valor e a atratividade do objeto vai às alturas. Mesmo indivíduos com altos graus de IP podem se tornar vítimas nessa arena.

Em uma cafeteria de Londres, as pessoas pagam o equivalente a cem dólares por uma xícara de café Kopi Luwak.[170] A julgar pelo nome, deve ser um café exótico, delicioso e um excelente estimulante para acompanhar um *muffin* de farelo de aveia de manhã... Mas do que se trata realmente? Acredite se quiser: é *café de cocô de gato*. Isso mesmo, você não leu errado. O café Kopi Luwak é produzido da seguinte maneira heterodoxa (e nojenta, dependendo do seu ponto de vista): uma estranha criatura noturna da Ásia chamada civeta de palmeira asiática come o fruto do cafeeiro inteiro e o digere.[171] Depois, o produto resultante da digestão desses animais caros, fofos e muitas vezes maltratados é colhido do solo.[172] A matéria fecal é removida (eu não queria ser quem faz *essa* parte do trabalho) e os grãos de café são vendidos a um preço altíssimo ao redor do mundo. Antes que você busque a caixa de areia do seu gato para obter grãos de produção própria, saiba que a civeta de palmeira asiática não tem quase nada em comum com gatos domésticos (para mim, elas lembram mais um híbrido de lêmures e guaxinins).

No capítulo 7 refletimos sobre a questão espantosa de como e por que alguém pagaria vinte mil dólares por um sanduíche de queijo quente. Será que há uma conexão no campo da IP entre essa falha de percepção e pessoas que pagam os olhos da cara por um aromático café de cocô de gato? Elas estão de fato relacionadas, mas o segundo tipo de compra extravagante e desnecessária é regido por pensamentos, emoções e ilusões diferentes (mas igualmente perturbadores).

EU QUERO E QUERO *AGORA*

A "raridade" de um item artificialmente aumenta nosso desejo de tê-lo, alterando nosso senso crítico de forma desvantajosa. Quando a imagem cobiçada nos atinge, retrocedemos a desejos infantis, e todo o senso de perspectiva é jogado pela janela. A escassez é útil quando as pessoas enxergam algo como mais valioso se for caro e/ou mais difícil de obter. Normalmente, aqueles com baixa IP estão propensos a sucumbir e a realizar a compra porque não conseguem conceber o *insight* do que está atuando em suas mentes. Contudo, mesmo indivíduos com IP alta em outras situações são acometidos do mesmo ânimo quando aquele objeto tentador, brilhante e de preço exorbitante chama a sua atenção.

Exemplos óbvios disso são o ouro e a prata, que podem ser transformados em um número ilimitado de objetos brilhantes. Esses metais têm sido procurados e valorizados desde os primórdios da existência humana porque não caem do céu num passe de mágica. Se houvesse alienígenas que conseguissem cultivar ouro e prata em outros planetas, como fazemos com a cana-de-açúcar, arrisco dizer que esses itens preciosos seriam considerados desprezíveis ou pelo menos tão valiosos quanto balas de gelatina.

Muitas vezes as pessoas ouvem ou leem a respeito de um determinado produto irresistível sem saber de todas as informações sobre ele, como é produzido e se vale o preço de venda. Então, elas recorrem a indícios simplórios – como o preço e a disponibilidade – para determinar o valor. Se todo mundo está correndo atrás de um novo brinquedo em alta durante o Natal, então se imagina que ele deva ser bom, mesmo que na realidade seja apenas mediano (ou pior). Duas febres fortes nos Estados Unidos foram as bonecas Cabbage Patch[173] e os bichinhos de pelúcia Beanie Babies.[174] No auge da popularidade, o que fazia esses itens parecerem tão essenciais aos olhos das crianças (e também dos pais, que os viam como itens colecionáveis) era sua baixa disponibilidade, seus preços cada vez mais altos e a percepção de que aqueles que os tinham possuíam algo de alto valor. Se uma criança não recebesse a Cabbage Patch ou o Beanie Baby certo de presente, as festas de final de ano viravam uma tempestade de lágrimas.

A intensa necessidade que adultos sentem de possuir um objeto – seja um carro esporte, um iPhone, uma televisão de tela plana com um sofisticado sistema de som, um colar precioso ou uma xícara de café de cocô de gato – não é diferente da que ocorre na mente de uma criança desesperada por aquela boneca Cabbage Patch. A partir do momento que se define em nossos cérebros que algo *precisa ser nosso* porque é raro, dispendioso, sinal de *status* ou disputado nas lojas por clientes desesperados, nosso desejo nos consome por dentro e nossa baixa IP não consegue garantir a nossa proteção... nem a da fatura do cartão de crédito.

O inalcançável torna-se ainda mais valioso se for proibido e/ou apresentar algum tipo de perigo. Há casos de adolescentes que investiram em certos relacionamentos e outros tipos de coisas *porque* foi dito a eles que não podiam ou deviam fazê-lo. Romeu e Julieta se apaixonaram um pelo outro, pelo menos em parte, porque suas famílias estavam envolvidas em um conflito entre linhagens. Eles tinham plena noção de que seu relacionamento era perigoso, e isso aumentava a empolgação de Romeu ao cortejar sua garota dos sonhos na sacada. Se os Montéquios e os Capuletos passassem as férias juntos em uma pousada em Nápoles, duvido que ficassem tão atraídos um pelo outro. Dizer para um adolescente não fumar maconha muitas vezes produz o efeito indesejado de aumentar nele a curiosidade e o desejo intensos por um baseado (isso não quer dizer que eu recomende que você fume um *bong* com os seus filhos adolescentes). Se um livro é declarado proibido por alguma instituição, ficamos mais propensos a tentar comprar uma cópia (ou baixar uma versão digital, em prol da privacidade)*. O membro de um júri instruído a desconsiderar uma evidência

---

* Nos anos 1960 e 1970, quando filmes como *Eu sou curiosa – amarelo*, *Calígula* e *Garganta profunda* receberam classificação adulta e foram proibidos nos cinemas, pode apostar que havia pessoas que os colocaram na lista de filmes imperdíveis. Uma situação engraçada ocorreu quando alguns profissionais de marketing sagazes que trabalhavam para a fabricante de carros Plymouth batizaram uma das cores de seus carros *"Curious yellow"* ("Amarelo curioso"), o que se acredita ter sido uma piada às custas do corpo administrativo, uma vez que a referência não foi notada e recebeu aprovação.

provavelmente se inclinará à ideia de obter aquela informação mesmo assim, e essa noção e vontade podem afetar completamente a sua visão sobre o caso. Quando somos pegos desprevenidos com baixa IP, muitas vezes cedemos à curiosidade.

POR QUE JOÃOZINHO NÃO BRINCA MAIS COM O BRINQUEDO DELE?

Você terminou de engolir seus cem dólares em grãos seletos de cocô de gato, digo, Kopi Luwak. Deu várias voltas no quarteirão cantando os pneus da sua novíssima Ferrari. Exibiu aquele colar de diamantes em edição limitada da Tiffany no casamento da sua melhor amiga. Você até esperou na fila a madrugada toda para comprar o iPhone no dia do lançamento.

Se você celebra o Natal, este é o típico cenário após as festas: a área ao redor da árvore de Natal se transformou em uma pista de obstáculos feita de papel de embrulho, caixas, embalagens plásticas e manuais de instruções intocados. Em algum canto, estão os brinquedos solitários e esquecidos que há pouco haviam sido desembrulhados sob gritos alegres: "Mamãe, você é a melhor! Esse é o melhor dia da minha vida!".

Não importa se você foi aquela criança ou se é o adulto que por muito tempo desejou algo fora de seu alcance, o efeito posterior é universal. Pode levar alguns meses, dias, horas ou até minutos, mas, no momento em que a realidade da posse se acomoda, talvez sintamos certo desapontamento. As crianças tendem a ficar entediadas com brinquedos facilmente, mas adultos que têm IP elevada voltam ao seu estado normal (como se acordassem de um sonho) e, pela primeira vez, veem objetivamente o valor real de sua compra. Quanto mais forte for a IP do indivíduo, mais doloroso é o remorso posterior. "Espere", você pensa, incrédulo. "Eu desembolsei mesmo todo esse dinheiro em uma xícara de café de cocô de gato que vai sair do meu corpo no mesmo dia? Sou mesmo um idiota. Não valeu nem um pouco a pena. E, ah, droga, meu estômago já está digerindo. Será que vou ter o impulso de fazer minhas necessidades na areia e cobri-las com depois?".

A triste verdade é que nossa IP e nossas emoções, que haviam sido ludibriadas no momento da compra, só então se corrigem. Com a conquista em nossas mãos, voltamos à realidade (embora não sempre), e percebemos o que fizemos. Invariavelmente, sentimo-nos burros, irresponsáveis, envergonhados, desapontados e enganados. Nós inflamos o valor da compra a uma proporção tão ridícula que a realidade nunca conseguirá fazer justiça à ilusão grandiosa.

Seguramente, tomaremos uma decisão melhor na próxima vez, certo? Errado! O sentimento no momento da compra é tão satisfatório, devido ao bombardeio de dopamina em nosso cérebro, que esquecemos como fomos tolos na última ocasião. Inconscientemente, apenas nos lembramos dos sentimentos maravilhosos e quase infantis de *querer* e *ter*, e ignoramos o peso que aquela despesa teve em nossa conta bancária e o desapontamento que sentimos depois. A lição não é aprendida, porque desfrutamos tanto daqueles sentimentos que recebemos novamente sinais e imagens infantis e não conseguimos resistir. Nossa IP fica tão baixa que somos capazes de arranjar uma justificativa: "O café de cocô de gato? Ah, mas isso aqui não tem nada a ver com aquele caso, é totalmente diferente. Inclusive, é bem melhor! Dessa vez, é um café *espresso* de cocô de gato... eu preciso experimentar!". Isso é o que se chama de justificativa do comprador arrependido.

A melhor forma de evitar esse tipo de tentação é deixar seu cartão de crédito sob os cuidados do seu cônjuge ou de um amigo de confiança ao entrar na sua loja favorita. Você sempre pode tirar uma foto do produto e comprar depois, quando sua IP estiver mais normalizada. O tempo é seu amigo: quanto mais tempo conseguir passar longe da coisa, maior é a chance de que você consiga evitar o impulso. Talvez você também queira passar menos tempo vendo produtos em sites, nos quais a compra está a apenas alguns cliques de distância.

ILUSÕES DE PODER DIVINO

Todos nós gostamos de comprar quinquilharias ou bugigangas curiosas de vez em quando. Mas a maneira como alguns desses itens bizarros viram sucesso e se tornam febres de milhões de dólares às vezes desafia a lógica. Nosso fascínio por objetos estranhos está profundamente ligado à nossa infância. Muitos de nós que cresceram nos anos 1970 lembram-se saudosamente de revirar as páginas de gibis como *Pato Donald*, *Riquinho* e *Homem-Aranha* e mergulhar em anúncios de coisas bastante esquisitas. Você podia até mesmo comprar um aquário cheio de "kikos marinhos".[175] Esses "bichinhos de estimação instantâneos", retratados com cabeças de alienígena e corpos humanos, supostamente ganhavam vida do nada. Você só precisava adicionar água da torneira e *voilà*: esses seres misteriosos começariam a nadar no recipiente tão logo nascessem, prontos para serem "treinados".

Imagine: se você fosse uma criança cujos pais se recusaram a dar um cachorro, um gato, um passarinho ou até mesmo um *hamster*, podia juntar uns trocados e dar vida a todo um universo de kikos marinhos. Poucas crianças na época tinham noção de que esses bichos não eram nada mais que artêmias mantidas dormentes em um ambiente químico de subsistência até que a água fosse adicionada para reanimá-las. Lamento destruir a fantasia de qualquer leitor que ainda acreditasse em kikos marinhos, mas confiem em mim quando digo que era tudo um experimento científico meia-boca concebido para abocanhar seus preciosos trocados de criança. Até onde sei, essas criaturas, da mesma família dos camarões, são tão treináveis quanto plâncton... e também são igualmente acariciáveis.

Quando somos crianças e nossa IP é baixa, somos facilmente suscetíveis a essas expectativas. Nossas imaginações e autoimagens incompletas ficam instantaneamente agitadas, então somos enganados e convencidos a aceitar que é inteiramente possível para nós ter o poder de *criar formas de vida* e depois as reivindicar como *animais de estimação*.

Ilusões de grandeza não são o único motivo pelo qual esses anúncios esquisitos nos gibis nos seduzem. O leitor talvez se lembre dos infames anúncios de "óculos de raios X" especiais. Por um preço ainda menor que o dos kikos marinhos, você poderia supostamente ver através das roupas das pessoas e espiar suas peles nuas – uma promessa tentadora, especialmente para adolescentes cheios de hormônios antes dos tempos da internet e sua ampla disponibilidade de nudez. O produto, criado por Harold von Braunhut,[176] o mesmo "criador" dos kikos marinhos e outras curiosidades, era uma farsa (as lentes eram *folhas de papelão* com pequenos furos que permitiam ver através dele), que levou muitos consumidores jovens a pensar que não apenas era possível possuir óculos que davam ao usuário visão de raios X como esse incrível poder podia ser obtido por um valor próximo ao da sua mesada semanal. Aqueles que foram tapeados e compraram os óculos de raios X podiam ser ingênuos, mas não eram burros; eles simplesmente estavam com uma IP baixa por estarem nesse estado mental vulnerável (estou certo de que alguns adultos também compraram). O motivo dessa vulnerabilidade é simples: o desejo por possíveis olhadelas por baixo das roupas de outras pessoas era tão intenso que o pensamento lógico os abandonou, sendo substituído por fantasia.

Em um nível mais profundo, os óculos concederiam a essas pessoas a fantasia de ter superpoderes e talvez até lhes dessem outras habilidades não mencionadas nas propagandas. O poder da testosterona para estimular as vendas desses óculos não pode ser subestimado. Considere o *tsunami* de pornografia on-line mencionado no capítulo 10.

VOCÊ TEM QUE TER UMA BUGIGANGA

Infelizmente, continuamoss vulneráveis a gastar nosso dinheiro em bugigangas e produtos de baixa qualidade mesmo quando ficamos mais velhos e supostamente mais sábios. Viramos alvo de todo tipo de manipulação e exploração, e continuamos sujeitos a cair na tentação de adquirir quinquilharias vazias ao longo de nossas vidas, estejamos cientes disso ou não. Podemos ser incrivelmente astutos em diversas áreas e, ainda assim, termos baixa IP na hora de diferenciar desejo de necessidade e manter nossos impulsos sob controle. Em alguns casos, comprar coisas preenche um vazio em nossas psiques fomentado por uma infância marcada por escassez (ou mimos excessivos). Em outros casos, como explicarei adiante, o burburinho que ronda esses itens torna-os valiosos de uma forma que apela aos aspectos mais infantis de nossa natureza.

Alguns desses objetos cativantes, como dentes falsos e óculos de Groucho Marx, viraram quinquilharias clássicas.[177] Recentemente, itens mais cafonas e barulhentos, como um pepino que canta música tirolesa e o famoso peixe que canta uma versão de "Take me to the river", têm aparecido em amigos secretos e festas de aniversário, gerando gargalhadas quando desembrulhados.[178]

Comprar bugigangas engraçadas para servir de presentes cômicos ou dar uma descontraída em reuniões de turma pode ser bastante divertido. Mas como diabos alguém pode ser induzido a comprar água desidratada ("basta adicionar água!"), um abajur em forma de perna (como no filme *Uma história de natal*), uma pedra de estimação, um jogo de golfe para o banheiro ou um chapéu guarda-chuva? Acredite ou não, empresários se deram muito bem com essas quinquilharias, e devem ter tido pelo menos algum indício de que existiam pessoas dispostas a comprá-las.

Propagandas de itens curiosos soterram seu ceticismo e reduzem sua IP. É provável que você tenha visto o item anunciado muitas vezes em um infomercial, em um *banner* na internet, em uma loja de quinquilharias ou na televisão. As frases de efeito "mais de cinco milhões de vendas" e "oferta por tempo limitado" tapeiam seu cérebro, induzindo-o a agir impulsivamente. Você *tem que ter aquilo*, porque a ideia foi validada pela exposição repetitiva e pela aprovação sugerida pelo número de compradores. Você tem uma vontade irresistível de exibir o item a seus parentes, amigos e vizinhos. "Aliás", você pensa, "o tio Bob não gosta de pescar e de vestir chapéus de pesca engraçados? Ele vai morrer de rir se eu der o peixe cantor para ele de aniversário!".

Todos nós já estivemos na posição de mostrar uma compra boba (para nós mesmos ou para presentear) e nos depararmos com o rolar de olhos ou risos constrangidos. Nossos amigos não entendem por que compramos aquilo. Para aqueles com um mínimo de IP, isso os traz à realidade e os deixa vermelhos de vergonha. Aqueles com baixa IP provavelmente nem notam como os outros reagem a seu porão, garagem ou escritório soterrado desses "itens de colecionador", que talvez rendam alguns centavos num mercado de pulgas.

A última moda entre os jovens, no momento em que escrevo, é o *fidget spinner*, um brinquedo plástico portátil projetado para amenizar o tédio que supostamente também ajuda a reduzir o estresse e a agitação e a melhorar a concentração. Se o item for comprado porque "todo mundo tem", isso indica baixa IP; se é para ajudar com os problemas supracitados e apresenta benefícios legítimos, a equação da IP muda no outro sentido.

A BAIXA IP DA CONDIÇÃO DE TURISTA

A situação do "preciso ter" torna-se especialmente presente quando viajamos nas férias. Assim que partimos rumo ao descanso merecido, uma chave dentro de nós vira e amolecemos tanto que ficamos suscetíveis a gastar dinheiro em todo tipo de coisa que normalmente não compraríamos. A maioria de nós tem IP bastante baixa quando se trata de não agradar demais nosso "cérebro em férias".

Esta é uma situação provavelmente bastante familiar: a família está há uma hora na estrada rumo a outro estado e já precisa parar porque o filho caçula tem *muito* que ir ao banheiro. A família sai do carro e vai ao estabelecimento à beira da estrada. Na saída, todos passeiam pela loja de lembrancinhas – quase sempre próxima aos banheiros ou à saída. Antes que você possa perceber, os pais já estão no caixa comprando coisas para cada membro da família: uma revista, uma coletânea de palavras cruzadas, um livro de colorir, um baralho para truques de mágica, um saco de soltar pum, um jogo de imãs de geladeira, uma caneca com o nome da cidade... opa! O que aconteceu?

Quando saímos de férias somos tomados pelo clima de relaxamento. O estresse do trabalho liberta nossos ombros e baixamos a guarda. Queremos que todos fiquem contentes, e gastar dinheiro com coisas desnecessárias talvez resolva isso. Além disso, as crianças têm algo para mantê-las ocupadas (ou assim esperamos) e não vão incomodar os pais ou brigar entre si depois que acabar o filme da Disney.

Essa baixa IP induzida pelas férias provavelmente não irá melhorar conforme a viagem prosseguir. Na verdade, nossas IPs, muitas vezes, *caem* quanto mais tempo passamos de folga. Podemos resistir ao relógio chique na vitrine na primeira vez que estamos passeando pela cidade de bermuda e camiseta. Mas a imagem do relógio nunca deixa nossa mente de fato, e começamos a achar que talvez não tenhamos outra oportunidade de comprá-lo, ainda mais a preço de "oferta". Depois da segunda ou terceira vez que passamos por aquela vitrine, o relógio começa a "nos chamar" e nós criamos uma justificativa: "Ah, que seja... estou de férias!". Ficamos presos na "zona de férias".

A compulsão consumidora que nos toma durante as férias não se limita a subornar as crianças com novas tranqueiras brilhantes que as façam se comportar. Se não estivermos sintonizados com a nossa IP, ela pode despencar e nos deixar expostos à sensação relaxante e agradável de férias, que nos faz comprar itens relacionados ao período de folga. Pessoas de férias adoram fazer compras. Quando não estamos mergulhando ou tomando sol, fazemos a festa em todas as lojas de curiosidades, especialidades e roupas sem a menor preocupação. Começa como uma coisa divertida de se fazer, mas o que não notamos é que não podemos contar com nossa IP ora subjugada; assim, caminhamos rumo à terra dos sonhos na qual gastos são uma preocupação menor e acabamos nos soltando. Ninguém gosta da ideia de sair de férias e voltar de mãos vazias, tanto de coisas para si como daquelas para dar de lembrança aos outros. Por que não? Tudo em lojas de presente locais parece tão melhor que as coisas que temos em casa... mas parece mesmo? E então você compra um roupão e canecas, copos, camisetas etc. Qualquer coisa que tenha um ar "local" e "autêntico" (o xarope de bordo do Maine, o rum de Bermuda, o molho de pimenta mexicano) cria a ilusão de ser impossível de se conseguir onde moramos ou de ser melhor quando comprado no local, tornando-se, assim, altamente desejável. Aquele frasco com areia colorida desenhada comprado naquela viagem ao litoral fica assim tão bonito no seu banheiro?

Outro ponto fraco são os filhos que "precisam" de *souvenirs* de cada parada. Num passeio pela Costa Leste dos Estados Unidos, podemos acabar comprando uma mini Estátua da Liberdade em Nova York, um pequeno Sino da Liberdade na Filadélfia e um quebra-cabeça dos presidentes americanos em Washington (sim, admito: sou culpado desses crimes contra a IP quando viajo com minhas filhas). Podemos sempre arranjar justificativas de que esses itens podem ter um valor educacional, mas, no fim das contas, é a experiência de estar em outro lugar que ofusca nossa percepção e nos diz que tudo bem desembolsar nosso dinheiro suado nessas coisas.

Não vou dizer para você trancar seu cartão de crédito no cofre do hotel quando estiver de férias (embora, para algumas pessoas, especialmente em Las Vegas, essa não seja uma ideia ruim). É perfeitamente normal se permitir alguns mimos de vez em quando e ceder a ilusões de "precisar" de alguma coisa, desde que você gaste dentro do que pode (minha sugestão para sua próxima viagem: se alguém transbordando alegria convidá-lo a ouvir sobre a oportunidade de *timeshares* ou férias programadas, recomendo tentar bater o recorde de Usain Bolt nos cem metros rasos para fugir dessa pessoa; pode me agradecer desde já por esse conselho). É importante, porém, que, enquanto estiver naquela incrível lojinha de presentes, você reflita se está ou não sendo induzido a comprar algo por causa de sua guarda baixa. Pergunte-se o seguinte: se esse mesmo objeto estivesse disponível nas prateleiras de uma loja de conveniência da sua cidade, você ainda abriria mão do dinheiro para comprá-lo?

No próximo capítulo, descobriremos como grupos de pessoas podem influenciar não só hábitos de consumo como também seu comportamento e processo de decisão nos demais campos da vida.

12

Você é diferente de um gnu no Quênia?

As dinâmicas das influências sociais

Quando eu estive no Quênia, tive a oportunidade de testemunhar, em primeira mão, uma forma única de pressão coletiva. Foi em um safári, ao observar um tipo de antílope barbudo chamado gnu, uma espécie grande e conhecida por seu apetite notável. Estudei uma pequena parte dos aproximadamente três milhões e meio deles que migravam da savana de Masai Mara, no Quênia, para o Serengeti, na Tanzânia. Evidentemente, leões, guepardos e outros predadores naqueles arredores deveriam estar lambendo os beiços ao avistarem o *buffet* marchando abertamente. Em vista disso, será que não havia nenhum gnu rebelde no grupo que recusou a ideia de seguir os outros e disse: "Uhm, não. Valeu, galera. Prefiro não virar o bife de gnu de outro animal"?

Independentemente de você perceber ou não, temos muito em comum com a maioria desses gnus que seguem a manada cegamente (vou deixar a discussão sobre DNA para outro momento). Embora você caminhe sobre duas pernas e tenha polegares opositores, não ache que é superior a esses quadrúpedes. Nós, assim como os gnus, somos afetados por influências sociais desde o momento em que nascemos.

Quando você era uma criança pequena, também dava risada para acompanhar sua mãe, seu pai e seus irmãos mais velhos quando eles riam alto, mesmo que você não entendesse a piada que tinha sido contada. Quando você estava no ensino fundamental ou se juntava ao turbilhão de provocações a um colega que tropeçou e caiu na frente de todo mundo, derrubando bebida na menina mais popular da turma, ou era essa criança infeliz e os outros lançavam maldades a você. Quando ficou mais velho e estava na faculdade, você hesitou inicialmente, mas no fim se juntou a seus amigos em uma cruzada contra uma injustiça descoberta, embora não entendesse bem qual era a questão em si. Como um adulto empregado, você provavelmente já participou de uma reunião com o chefe e aquiesceu com a cabeça, juntamente aos demais participantes, à proposta mal pensada da diretoria, embora no fundo tivesse reservas em relação ao seu curso de ação.

Essas reações do tipo "siga o líder" são ativadas por muitas necessidades emocionais, sendo as principais: medo, aversão ao risco e desejo de aceitação. A conformidade nos proporciona validação pessoal imediata; sentimo-nos bem em ser parte de um grupo ou talvez aliviados por não termos nossa cabeça servida em uma bandeja por nossos colegas ou supervisores. Psicologicamente, quando cedemos à maioria, buscamos alguma justificativa: "Bem, tantas pessoas concordam... talvez elas estejam certas e eu esteja errado em pensar o contrário". Às vezes, parece mais seguro seguir a correnteza.

Ter baixa IP em relação a influências sociais pode ser uma bênção ou uma maldição, dependendo da circunstância. Se você tem baixa IP e é um estudante que foi na onda e assinou a petição para que a faculdade corrija a disparidade de gênero no corpo administrativo (embora não tenha pensado de verdade no assunto), você tem a sorte de estar no lado certo da história. No entanto, se você tem baixa IP e entra na polêmica referente à necessidade de se servir pão orgânico (em vez de pão transgênico) no refeitório da faculdade, que culmina em um "protesto" que consiste em jogar sanduíches no prédio da reitoria... bem, nesse caso, sua baixa IP o levou a trilhar um caminho similar ao do personagem Bluto em *Clube dos Cafajestes*.

No seu livro *As armas da persuasão*, Robet Cialdini afirma: "Sem dúvida, quando as pessoas não têm certeza, elas se tornam mais propensas a usar as ações de outros para decidir como elas irão agir".[179] Cialdini humoristicamente refere-se a isso como "o que o macaco vê, o macaco faz". Profissionais de publicidade e marketing inteligentes trabalham continuamente esse aspecto da nossa IP. Pessoas de IP alta estão mais protegidas disso, pois elas têm mais autoconsciência e *insight* sobre esse fenômeno de "o que o macaco vê, o macaco faz". Por sua vez, compradores com baixa IP são mais propensos a selecionar um produto ou serviço com um maior número de defensores e apoiadores. Se um comercial de televisão mostra cinquenta mil pessoas em um estádio bebendo Pepsi e depois comemorando, pessoas com baixa IP, ao ver isso em casa, começam a pensar inconscientemente: "Talvez Coca-Cola não seja *tudo isso*", tornando-se mais receptivas a provar o produto da propaganda.

Em um estudo de 2014 intitulado "Social defaults: observed choices become choice defaults"[180] (Padrões sociais: escolhas observadas se tornam a escolha padrão), pesquisadores se referem a um processo automático conhecido como "mimetismo comportamental". Imagine dois restaurantes chineses, um ao lado do outro. Um está lotado e o outro está vazio. Considerando que ambos têm basicamente as mesmas características, isto é, os mesmos pratos no menu e a mesma faixa de preço, em qual dos dois você decide entrar? É provável que você escolha o estabelecimento mais cheio, simplesmente porque foi validado pela presença de mais pessoas. Praticamente todos nós fazemos isso.

Você dificilmente levará em consideração que a multidão talvez tenha sido atraída por uma promoção de desconto coletivo ou outro fator oculto. Por que raramente passa na cabeça das pessoas que talvez seja mais benéfico ir ao restaurante menos cheio, cujo serviço seria melhor e mais rápido, já que eles têm menos clientes para atender?

É provável que ninguém tenha lhe dado o conselho de que não há mal algum em ir contra a manada. É mais plausível que você tenha sido pressionado, por um grupo maior, a aderir à conformidade – e a sentir-se ansioso quando não adere –, mesmo que nada tenha sido dito diretamente. Sendo esse o caso, como você sabe quando, de fato, é melhor aderir à conformidade? Nos exemplos a seguir, veremos que ter baixa IP pode se tornar um fator positivo ou negativo em nosso juízo, dependendo de que tipo de influência social está em ação.

DO LEITE DE PEDRA AO LEITE ESTRAGADO: WOODSTOCK 1969 *VERSUS* 1999

Qualquer americano da geração *baby boomer*, em algum momento da vida, ouviu os shows do festival de Woodstock de 1969[181] e/ou assistiu ao documentário *Woodstock – 3 dias de paz, amor e música*, vencedor do Oscar. Alguns membros dessa geração estiveram pessoalmente no evento, ocorrido na zona rural de Bethel, Nova York, e testemunharam um acontecimento musicalmente histórico: 32 dos maiores artistas de todos os tempos tocando diante de quatrocentas mil pessoas (sendo a expectativa de público de apenas quarenta mil). Apesar da presença da música atemporal de lendas como Jimi Hendrix, Janis Joplin, Richie Havens, The Who, Joe Cocker, Sly & the Family Stone, Arlo Guthrie e Joan Baez, para todos os efeitos, o evento deveria ter sido um desastre sem precedentes. Além do uso generalizado de drogas e da lama pesada causada pelas chuvas torrenciais, os produtores do evento estavam grotescamente despreparados para receber as centenas de milhares de pessoas, que congestionaram as rodovias, superlotaram as áreas adjacentes e se espalharam pelo campo. Faltaram cuidados médicos, alimentos, água e sanitários, embora a oferta de outros suprimentos essenciais, como drogas e sexo, fosse abundante. A equipe de palco morria de medo de que algum artista fosse eletrocutado por causa da chuva que encharcava as caixas de som. Milagrosamente, o estrago ocorrido foi mínimo: duas mortes (uma por overdose de heroína e outra a de um adolescente num saco de dormir que foi, acidentalmente, atropelado por um trator) e oito abortos espontâneos.* Apesar de todas as coisas que poderiam ter dado terrivelmente errado, o festival de fato conseguiu ser os três dias de paz, amor e música que dão nome ao documentário. O único incidente foi uma invasão de palco protagonizada pelo ativista Abbie Hoffman, exigindo a libertação de John Sinclair (preso por posse de maconha), que lhe valeu uma guitarrada na cabeça desferida por Pete Townshend, o famoso guitarrista da banda The Who (que normalmente destruía suas guitarras no palco após tocá-las).

Avancemos agora trinta anos, para agosto de 1999, em Roma, Nova York, onde foi realizada a terceira edição do festival de Woodstock, da qual participaram estrelas como Counting Crows, Sheryl Crow, Dave Matthews Band, Red Hot Chili Peppers, Kid Rock, Metallica e Alanis Morissette.[182] Embora houvesse metade do público do festival original (cerca de duzentas mil pessoas) e os organizadores tivessem a referência de dois festivais de Woodstock anteriores (isso sem falar de muitos outros concertos em larga escala), o evento foi um desastre generalizado. Apesar de não ser possível responsabilizar ninguém pela temperatura de

---

* Também podem ter ocorrido de um a três partos, mas ninguém até hoje se identificou como um "bebê de Woodstock".

37 graus Celsius, alguém deveria ter previsto que a temperatura do verão provavelmente seria um problema e providenciado mais áreas de abrigo e proteção contra o calor opressivo do sol. Os organizadores também deveriam ter se dado conta de que cobrar quatro dólares por uma garrafa de água quando havia poucas alternativas líquidas era uma ideia bastante desumana, mesmo que sendo garantida a existência de compradores. Setecentas pessoas precisaram de tratamento para desidratação porque as filas dos bebedouros eram quilométricas, e muitos deles foram destruídos por causa da frustração geral. Mas isso é só parte do fundo do poço: brigas e furtos estouraram, áreas foram incendiadas, 39 pessoas foram presas, pelo menos quatro mulheres foram estupradas (incluindo um estupro coletivo em público) e um indivíduo morreu de sintomas relacionados à insolação.

Por que o primeiro Woodstock triunfou apesar das dificuldades, mas o terceiro foi um fracasso geral (com exceção da música)? A aura do primeiro Woodstock em 1969 – que foi transmitida dos organizadores para os produtores, os trabalhadores, os músicos, a polícia de Bethel, os voluntários, os habitantes da cidade e muitos outros heróis sem nome – baseava-se uniformemente no mantra "paz, amor e música". Sim, pode-se dizer que a ingenuidade da época, a explosão de sonoridades inovadoras na música folk e no rock and roll e as drogas psicodélicas desempenharam papeis importantes, mas também acredito que algo mais prevalecia, algo que não prevaleceu em 1999: *influências sociais positivas*.

A cultura hippie do final dos anos 1960 promovia o pacifismo, mas falar e fazer eram duas coisas diferentes, especialmente quando as condições mudavam para pior. Então, por que não houve brigas, estupros, incêndios criminosos ou prisões naquela fazenda no verão de 1969? O sentimento comunitário já havia sido estabelecido antes do evento, pelos organizadores, e todos o abraçaram com paixão e fervor. A mensagem de ficar numa boa e ajudar seus irmãos e irmãs era contagiosa. O primeiro Woodstock não só acabou sendo um evento gratuito para os espectadores, para evitar eventuais problemas causados por tentativas de invasão (resultando, portanto, num desastre financeiro para os investidores), como toda a cidade e as áreas vizinhas colaboraram para o andamento daqueles três dias sem mais queixas, porque os hippies eram pacíficos, tranquilos e não causavam problemas (exceto pelo fato de deixarem muito lixo para trás). Por todos os lados, a influência social da paz, do amor e da música envolvia as pessoas, porque havia sido compartilhada entre indivíduos ou grupos e passada adiante. Os envolvidos não estavam cientes disso, mas a baixa IP coletiva de conformidade pacífica ajudou a situação, apesar de todas as circunstâncias negativas, que poderiam ter transformado o evento em uma Pompeia moderna.

A alta IP de Sly Stone

Uma apresentação de destaque do festival de Woodstock de 1969 foi a de Sly & the Family Stone. O líder, cantor, compositor e organista da banda, Sly Stone fez, um discurso introdutório poderoso antes da música "Higher", em que mostrou seu dom para obter participação da plateia. Ele começou sua fala astutamente, reconhecendo que algumas pessoas ficam desconfortáveis em cantar junto e precisam se soltar para cantar em público, então ele assegurou àqueles com alta IP que não havia mal em participar. Não posso fingir que sou capaz de capturar todo o estilo e malemolência de Sly, mas espero que você capte a essência da coisa: "Vamos tentar cantar juntos. Agora, um monte de gente não gosta de fazer isso porque talvez ache que está fora de moda. Mas vocês precisam sacar que, pra começo de conversa, isso não é uma moda. É um sentimento. E se era bom antigamente, ainda é bom. Vamos cantar juntos uma música chamada 'Higher', e, se conseguirmos fazer com que

> todos cantem, ficaremos muito contentes... O que quero que façam é cantar 'Higher' e levantar o sinal da paz; não vai fazer mal a ninguém. E, ainda assim, alguns sentem que não deveriam porque há situações em que você precisa de aprovação para fazer algo que pode lhe fazer bem... Se você levantar o sinal da paz e cantar 'Higher', faremos com que todos façam o mesmo".
> Se você ficou curioso, vá ao YouTube e confira o cantor carismático e sua "família" em ação.[183] Você descobrirá como um artista pode criar unidade e um momento histórico usando técnicas de influência social para obter a confiança de uma IP coletiva. *Isso, sim*, são boas vibrações!

Em compensação, o evento de 1999 foi o pior em termos comerciais.[184] Além das garrafas de água a quatro dólares, os organizadores do evento pareceram ter dado pouca ou nenhuma atenção ao asfalto escaldante ou à prestação de serviços básicos aos presentes. Mesmo com as lições dos festivais de Woodstock anteriores, *ainda* não havia banheiros suficientes. De cima a baixo, ninguém parecia se importar com o que acontecia, e formou-se uma barbárie similar à do romance *Senhor das moscas*, de William Golding. Maus comportamentos se alastraram como um incêndio florestal entre aqueles cuja IP chegara ao fundo do poço, incluindo alguns dos músicos. De acordo com o *San Francisco Examiner*, Kid Rock improvisou um discurso tosco sobre reciclagem e "exigiu que os jovens alvejassem o palco com garrafas de água". O efeito foi muito além do desejado e agitou ainda mais a multidão desidratada e irritada, que seguiu a sugestão. É importante destacar que o público também exerceu sua cota de influência negativa, como quando cantou "Star-Spangled Banner" (o hino nacional americano) enquanto a banda canadense Tragically Hip tocava uma releitura de "O Canada" (o hino de sua terra natal). Diferentemente do primeiro Woodstock – que aceitou do mesmo modo tanto a música de Ravi Shankar como a do grupo vocal Sha Na Na, claramente inspirado nos tradicionais anos de 1950 –, o festival de 1999 seria lembrado negativamente por sua ganância, falta de humanidade, ofensividade e violência, não pela música.

Estabelecemos que figuras carismáticas podem influenciar quantidades significativas de pessoas com baixa ou alta IP, obtendo resultados positivos ou negativos de acordo com as condições. Não preciso entrar em detalhes para apontar que ditadores e tiranos, como Júlio César, Átila, o huno, Napoleão, Hitler e Putin, agradam diretamente seguidores com a IP mais baixa possível, normalmente atiçando massas ingênuas com mensagens de unificação, o que resulta em destruição em larga escala. Mas, e quanto aos enganadores, vendedores inescrupulosos e golpistas que tapeiam centenas, milhares, talvez milhões de uma vez só e de formas não tão obviamente violentas? Onde eles se encaixam no panorama da IP?

NASCEM UM MILHÃO DE TROUXAS A CADA NANOSSEGUNDO

O que Steven Spielberg, Larry King, Sandy Koufax, Elie Wiesel e John Malkovich têm em comum? Esses são apenas alguns entre vários indivíduos famosos que foram ou são abençoados com inteligência, fortuna, fama e talento. Essas figuras foram consideradas vanguardistas em seus respectivos campos durante o auge, e alguns diriam que estão entre os maiores prodígios de todos os tempos. Aperar disso, todos eles, assim como centenas de outras pessoas inteligentes e grandes empresas com alta proteção, foram feitos de tolos, enganados por um sujeito notório no qual depositaram sua sincera confiança: Bernie Madoff.[185]

Antes da virada do milênio, nenhum financista de Wall Street era mais venerado pelas pessoas mais bem relacionadas do que Bernie Madoff. O rei dos investimentos, que criou um esquema de pirâmide e, por muitos anos, enganou a todos ao criar para si uma imagem de homem sábio, afetuoso, gentil e generoso, que fazia amigos instantaneamente, era estimado pelos seus funcionários e aparentemente fazia de coração doações para instituições de caridade e comunidades carentes. Com uma performance de décadas digna de um Oscar de melhor ator, Madoff era considerado irrepreensível dentro e fora de seus círculos, que incluíam clubes de elite, instituições religiosas, corporações poderosas, bancos internacionais e investidores comuns. Madoff poderia ser irmão da Madre Teresa.

Psicólogos e cientistas sociais acreditam, hoje em dia, que Madoff tinha uma patologia.[186] Ele talvez tenha enganado até a si mesmo de que estava "fazendo o bem", porque era universalmente querido e fazia doações para a caridade. Madoff provavelmente tinha baixa IP quando se tratava de distinguir realidade e fantasia, mas sem dúvida usou seu charme para atrair as IPs ainda menores daqueles que caíram cegamente na farsa da "comprovação social" (expressão usada por Cialdini[187]), muitos deles investidores que não sabiam o que fazer com o seu dinheiro ("incerteza", outro termo adotado por Cialdini). Indo um pouco além, eu diria que essa baixa IP se transformou em uma alucinação coletiva e compartilhada. As pessoas famosas que citei anteriormente não sabiam nada de investimentos financeiros para que pudessem analisar as atividades de Madoff e determinar sua competência. Elas naturalmente usaram um atalho mental e confiaram em como seus semelhantes estavam investindo seu dinheiro. Quando as cortinas foram abertas e Madoff foi exposto como um charlatão, o mundo despertou, como se saísse de um pesadelo compartilhado, com suas fortunas arruinadas, e coletivamente pensou: "Como pudemos ser tão tolos? Eu achava que ele fosse meu amigo!". Mesmo famosos podem ter baixa IP em áreas que fogem à sua especialidade.

Há uma frase atribuída a P. T. Barnum (embora essa origem seja questionável) que diz: "Nasce um trouxa a cada minuto". Eu diria que seria mais correto dizer: "Nascem um milhão de trouxas a cada nanossegundo", pois admiramos e buscamos seguir quem quer que faça sucesso por mérito próprio, aparentemente nos guie a fazer o mesmo e exale uma personalidade imaculada. A maioria de nós tem uma IP baixa nesse quesito, que nos faz desejar que haja uma pessoa na qual possamos confiar. Assim, um macaco segue o macaco anterior, que, por sua vez, segue o macaco anterior a ele e assim sucessivamente, até que haja uma amálgama sem fim de macacos entrelaçados, uma corrente instável de vítimas que pode estourar para todos os lados a qualquer momento.

CONDUZINDO A MANADA: INFLUENCIANDO AS MASSAS COM CELEBRIDADES E PROPAGANDAS ENGANOSAS

No clássico de Alfred Hitchcock *Intriga internacional*, Cary Grant interpreta um publicitário que defende sua profissão dizendo que não se trata de mentir, mas de "exagerar convenientemente a verdade". Aceitamos isso como parte de nossa composição cultural e, em muitos casos, divertimos-nos com as representações de publicitários hábeis, como no fenômeno televisivo *Mad men – inventando verdades*. Mas e quando esse "exagero conveniente" passa dos limites?

Considere os seguintes exemplos da publicidade americana:[188]
- O cereal Rice Krispies "nutre 25 por cento das necessidades diárias de antioxidantes e nutrientes";
- o suplemento ExtenZe foi "cientificamente aprovado por ser capaz de aumentar o tamanho de uma certa parte do corpo masculino";
- a marca Rogaine é a mais recomendada por dermatologistas para o crescimento capilar, pois "o minoxidil, princípio ativo dos

produtos Rogaine, revigora folículos capilares atrofiados, promovendo o crescimento do cabelo e o espessamento dos fios ao longo do tempo";
- o adoçante Splenda é "feito a partir do açúcar";
- é comprovado "clinicamente" e "cientificamente" que Activia é mais saudável que qualquer outro iogurte;
- os produtos cereais da Kashi são "100% naturais" e "não contêm nada artificial".

Milhões de pessoas compraram esses produtos por causa desses anúncios,[189] mas *acredita-se que somente um dos slogans acima seja verdadeiro.* Todos os produtos, exceto um, foram acusados de fazer propaganda enganosa, e as empresas responsáveis por sua fabricação perderam rios de dinheiro em multas e despesas legais. Consegue adivinhar qual não teve esse problema? O.k., vou poupá-lo do suspense: Rogaine é a única marca da lista cujos benefícios fazem jus ao anunciado. Você acertou?

Não quero dizer que os outros produtos sejam bons ou ruins, mas apenas mostrar que a propaganda, nesses casos, induzia ao erro.[190] Publicitários usam truques e exageros para enganar grandes grupos, e isso é um problema para uma pessoa com baixa IP (que poderia ser qualquer um de nós quando queremos ou "precisamos" de algo, especialmente na correria e no estresse do nosso dia a dia).

Somos expostos a "exageros convenientes da verdade" e a propagandas enganosas o tempo todo. É particularmente difícil para os órgãos reguladores monitorar e acompanhar atividades desse tipo na internet, uma vez que anúncios podem surgir e desaparecer em um piscar de olhos. Com isso em mente, considere o seguinte: qual foi a última coisa que você comprou que não fazia justiça à sua propaganda? O que o fez comprar esse produto? Você o devolveu e chegou a registrar uma reclamação com a empresa ou deixou pra lá?

A principal forma de proteger sua IP (e sua saúde) é manter os olhos bem abertos sempre que estiver fazendo compras. Seja cético. Não acredite imediatamente em afirmações contidas na embalagem, como "100% natural". Sempre leia os rótulos com cuidado e saiba o que você está comprando de fato. Produtos podem prometer coisas como "sem adição de sódio", mas será que isso não significa que já havia sódio no alimento em questão e por isso ele não precisou ser adicionado?

Até o momento, concentrei-me principalmente nos aspectos negativos da internet, mas há também informações boas e imediatamente disponíveis, contanto que você tenha certeza de que as fontes sejam confiáveis. Muitos sites contêm avaliações de usuários para os produtos oferecidos, o que também pode ajudar na hora de se decidir uma compra. Também sugiro um pouco de cautela aqui, para que não se leve a sério toda e qualquer avaliação: algumas podem ter um viés oculto para um lado ou para o outro (podem ser escritas por pessoas ligadas ao fabricante ou, no outro extremo do espectro, por um concorrente), e há casos de avaliadores que escrevem comentários sem sequer terem usado o produto ou serviço, além de pessoas que gostam de escrever maluquices em sites só pelo prazer de aporrinhar.

CONFIE EM MIM: POR QUE CERTOS ATORES SÃO ESCOLHIDOS PARA PROPAGANDAS

Não é segredo que publicitários são profissionais pagos para manipular e convencer o público a adquirir determinado produto ou serviço. Muitas empresas usam celebridades para promover suas marcas. O Índice Davie-Brown (conhecido como DBI) da agência The Marketing Arm classifica as celebridades com base na confiança que passam. Tom Hanks tem alta classificação na lista há anos.[191] Se ele aparecesse em um comercial falando sobre os benefícios de um suplemento à base de crina de cavalo para dar fim à calvície dos homens, muitas pessoas comprariam só por confiarem em Tom Hanks e em sua personalidade de "cara legal".*

A atriz Jamie Lee Curtis apareceu em comerciais do iogurte Activia para vender ao público os méritos digestivos do produto. Quem não acreditaria nisso se uma atriz talentosa, bela e conhecida como Curtis dizia com entusiasmo que o iogurte Activia facilitaria a regularidade intestinal e era parte importante de um "estilo de vida saudável"?

Não sabemos o que ocorreu a Curtis, que talvez estivesse desinformada sobre a falsidade das alegações feitas pela empresa,[192] mas, para os milhões de pessoas que tivessem baixa IP e não soubessem qual marca de iogurte era melhor que a outra, a palavra dela pesou favoravelmente ao produto que ela recomendou.

Quando se trata da duração de uma bateria, de quantos anos mais jovens um creme de pele deixa seu semblante ou de como um suplemento vai nos ajudar a eliminar uns quilinhos, é vital que você pare por um momento e pense se esses produtos seduzem nossa baixa IP porque foram endossados por celebridades, técnicas de indução social ou promessas que parecem boas demais para serem verdade.** Embora milhões de pessoas continuem sendo vítimas da

---

* Posso confirmar pessoalmente que Tom Hanks é, de fato, uma ótima pessoa. Em 1988, quando eu era universitário, seguia para um encontro dirigindo meu Nash Metropolitan 1958 quando a bateria do carro morreu. O sempre amigável Tom Hanks acenou "ei, você aí", rapidamente percorreu a distância de algumas casas e colocou as mãos no porta-malas para me ajudar a empurrar o carro e dar partida.

** Marcas bem estabelecidas, como celebridades, também podem influenciar aqueles com baixa IP por causa da presença de marca que estabeleceram durante os anos. Minhas filhas me ajudaram dois anos atrás em um estudo que media o nível de proteção à luz ultravioleta em óculos escuros. Encontramos excelente proteção em todos os óculos que testamos, dos mais baratos aos mais caros. Inclusive, fomos até o calçadão de Venice Beach munidos de meu medidor de ultravioleta e ficamos atônitos ao descobrir que mesmo os óculos baratinhos daquelas lojas ofereciam uma proteção excelente dos raios. O mesmo pôde ser dito dos óculos de postos de gasolina que testamos. Nós (inclusive eu, antes desse estudo) imaginamos que marcas caras oferecem mais proteção, mas, na verdade, mesmo um par de óculos de dez dólares proporciona ótima segurança, graças à regulamentação federal dos Estados Unidos nesse setor.

publicidade, seduzidas por certos produtos independentemente da legitimidade dos anúncios, as repercussões não chegam nem perto do grau de severidade de quando seguidores sucumbem às pregações e manipulações de falsos messias e fanáticos religiosos. Esse contágio pode ser muito mais ameaçador e destrutivo à sociedade. Identificaremos os sinais de alerta no capítulo seguinte.

13

Fanatismo

A natureza das crenças extremas

Não seria exagero dizer que podemos vislumbrar atos de fanatismo onde quer que olhemos. Vemos e ouvimos comportamentos radicais e casos de terrorismo religioso ao redor do mundo com tanta frequência que estamos aos poucos nos acostumando com essas notícias, que não raro envolvem um atirador num shopping, terroristas decapitando reféns ou um homem-bomba se autodetonando em uma feira livre.

O extremismo pode se manifestar de várias formas, e nem todas necessariamente envolvem violência física ou mesmo religião (embora esses dois aspectos sejam muito comuns entre as seitas, como veremos em breve). Defensores fanáticos dos direitos animais costumavam jogar tinta vermelha nos casacos de pele de celebridades. Não fumantes radicais protestam contra qualquer um que acenda um cigarro, mesmo que a pessoa esteja na área designada a fumantes. Manifestantes antiguerra já conduziram *vomitaços* contra o envolvimento dos Estados Unidos em conflitos no exterior (sim, isso aconteceu de verdade, em São Francisco).[193]

Nutrir um ponto de vista específico, expressá-lo, defendê-lo e tentar inspirar ou influenciar os outros (com métodos razoáveis) não necessariamente qualifica uma pessoa como fanática. E gostaria de deixar claro que não tenho a intenção de julgar ou qualificar qualquer religião, líder religioso ou seguidor devoto. Meu objetivo neste capítulo é demonstrar que uma IP baixa pode tornar o indivíduo suscetível a embrenhar-se em ambientes fanatizados, cuja convicções desafiam qualquer senso lógico e podem conduzir a comportamentos imorais e perigosos. E não estou falando de adolescentes *gamers* viciados em seus PlayStations... isso é literalmente brincadeira de criança em comparação ao mundo em que entraremos.

Em capítulos anteriores, abordamos exemplos de fanatismo mais suaves, como torcedores e fãs de celebridades, composto de indivíduos com baixa IP que priorizam suas paixões acima de coisas realmente importantes, como carreira profissional, amizades e relacionamentos amorosos. No entanto, quando uma determinada causa leva alguém a ignorar as opiniões dos outros, incita a presunção moral e isola a pessoa de influências externas, estamos diante de um cenário que expõe o nível mais baixo de IP possível. Diferentemente de consumidores que cedem a táticas de influência social e talvez se tornem mais materialistas do que deveriam, extremistas religiosos e membros de seitas têm uma IP tão baixa que se tornam vulneráveis a lavagens cerebrais que podem causar males irreparáveis a eles, a suas famílias e à sociedade.

POR QUE VIRAR EXTREMISTA NÃO É COISA DE MALUCO

O pensamento de um indivíduo é o resultado de centenas de milhares de percepções, juízos, experiências e vieses reunidos ao longo do tempo. Quando uma pessoa é privada de um lar estável durante a infância, sobrevive a um grande trauma emocional ou não consegue receber educação básica, ela se torna uma *tabula rasa* (ou uma levemente enviesada) com baixa IP e, portanto, sujeita à influência de qualquer fator em que,

Fanatismo

por acaso, esbarre (ou, atualmente, que infiltre em seu espaço digital), às vezes tornando-se incapaz de diferenciar realidade de fantasia. Ou o indivíduo em questão está vagando sem rumo ou passou por tanta dor que sua noção de realidade foi severamente comprometida, permitindo que ideias traiçoeiras entrem sorrateiramente e fisguem-no. Pessoas que vêm de lares desfeitos, abusivos ou sem afeto podem ter lacunas em sua composição emocional; elas podem se sentir sozinhas, traídas, excluídas ou apenas diferentes. Quando esses indivíduos estão abalados, também se sentem perdidos e desolados. Eles são loucos ou só querem um abraço apertado?

A depender das circunstâncias e do momento (como quando a pessoa brigou com a família ou está chateada com ela), é inteiramente possível que qualquer um de nós – incluindo seus filhos – seja pego com a guarda baixa, quando nossa IP está suficiente abalada para virar presa das engenhosas técnicas de alteração mental dos maquiavélicos líderes de seita. Você provavelmente está balançando a cabeça, discordando com veemência. "Como meus filhos seriam tão enganáveis?" É simples: devido ao amor incondicional dos líderes, ao apoio e à camaradagem de uma nova família, bem como à chegada de uma nova missão e de uma perspectiva de vida recuperada.

Geralmente, funciona assim: em seitas, os novatos são completamente acolhidos pelo líder e pelo grupo, não importando o seu passado. Adeus às expectativas irreais dos pais, às pressões esmagadoras do trabalho ou da escola e ao julgamento da sociedade. Vítimas de seitas religiosas e lavagem cerebral são libertadas de seus passados e recebem identidades novas em folha; essencialmente, elas ganham um recomeço (às vezes, chegam a receber novos nomes durante os rituais ou o processo de doutrinação). Sob essa nova identidade, esses indivíduos são levados a um mundo de fantasia que os permite sentir como é ser parte de algo grandioso, intrigante e *importante*.

Por que não se juntar se não há mais nada a perder?

Não é apenas incorreto supor que todos os membros de seitas sejam loucos, mas é igualmente falacioso dizer que eles têm pouca inteligência. Na verdade, diversos relatos de indivíduos que escaparam de seitas e superaram a lavagem cerebral sugerem o contrário. Há a história tocante de Elizabeth R. Burchard, que relatou suas experiências como integrante de uma seita de Nova Jersey no livro de 2011 *The cult next door*[194] (A seita que mora ao lado). Burchard, uma adolescente cosmopolita, não era nenhuma ignorante do ponto de vista intelectual: foi a oradora da sua turma de ensino médio (uma honra dada aos alunos com a melhor média) e estudou na prestigiosa Faculdade Swarthmore. Ela sofreu uma lavagem cerebral no consultório de um psicólogo em Manhattan durante sessões de terapia e acabou envolvida em uma seita incestuosa que profetizava sobre o Armagedom. Para uma pessoa que sofreu lavagem cerebral, a fantasia se torna realidade e o que antes seria considerado um comportamento degenerado torna-se normal. Sem que se possa discernir uma ação errada de uma ação certa – e o encorajamento dos colegas para que se faça a primeira –, comportamentos antissociais, perversos e destrutivos se tornam possíveis. A linha não é mais tênue e membros de seitas tornam-se obsessivos quando se trata de completar a qualquer custo a missão que lhes é confiada. Os indivíduos que exibem comportamentos extremistas creem que os fins justificam os meios; eles têm uma IP tão baixa (ou até inexistente) que não conseguem notar a diferença entre um extremo do espectro moral e outro.

O PAPA QUE LANÇOU SÉCULOS DE GUERRA EM NOME DE DEUS

De 1096 a 1272, a força mais agressiva do mundo não eram crianças percebendo que haviam sido enganadas quando compraram "kikos marinhos", tampouco ativistas pelos direitos dos animais contrários ao uso de camelos como meio de transporte no Oriente Médio, mas, sim, cristãos europeus que buscavam "reivindicar" a Terra Sagrada (Jerusalém) dos povos islâmicos e turcos. As nove ações militares conhecidas como as Cruzadas resultaram em um número de mortes que varia entre um e nove milhões de pessoas (aparentemente, ninguém contava direito esse tipo de trivialidade na época).

O que causou esse banho de sangue tão bárbaro e interminável? Afinal, os soldados tementes a Deus hoje conhecidos como cruzados não acordaram um dia e disseram: "Ei, vamos conquistar um pouco de Terra Sagrada hoje... podemos ganhar um bom dinheiro vendendo água benta!". A resposta, é claro, é Deus, com uma leve contribuição incendiária do Papa Urbano II.[195] Em 27 de novembro de 1095, o Papa francês – não exatamente um tipo divertido que passeasse pelas cidades a bordo de um papamóvel medieval – fez um discurso de inspiração épica. Ele exortou cerca de cem mil cristãos armados a marcharem para Jerusalém aos gritos de "Deus vult" ("Deus o quer" ou "é a vontade de Deus"). O Papa Urbano II convenceu esses soldados de que uma conquista dessa nobreza (que consistia em massacrar outros povos) os absolveria de seus pecados, e, além da promessa de riqueza material para alguns, garantiu todo o tipo de recompensa imaginável no paraíso.

Por acaso Deus forneceu ao Papa Urbano uma informação privilegiada? O Senhor especificou quantas pessoas inocentes deveriam ser mortas para perdoar pecados passados? Mas espere... *matar* não é em si um pecado de acordo com os Dez Mandamentos e com a Bíblia?

O Papa Urbano II era um orador nato, que tinha seus próprios interesses na marcha até a Terra Sagrada, embora inicialmente estivesse respondendo a um pedido de ajuda do imperador bizantino Aleixo I Comneno para defender territórios cristãos na Anatólia de turcos seljúcidas. O dogma do Papa pregava que os cristãos deveriam ter controle sobre a Terra Sagrada, pois nela Jesus morrera e renascera. Ele também sabia que os muçulmanos tinham certa quantia de riquezas acumuladas. Ao fim e ao cabo, porém, ele era um propagador de ódio, que sentia calafrios ao pensar em infiéis que tinham crenças diferentes das dele. A intenção de suas palavras em nome da religião não era diferente daquela contida nos discursos que posteriormente seriam feitos por Adolf Hitler, cuidadosamente elaborados para unificar as massas contra um inimigo comum, mediante lavagem cerebral. O papa se referia aos muçulmanos como "pagãos" que "veneravam demônios", ao passo que os soldados cristãos haviam sido induzidos a acreditar que Deus os servia "como guia". Uma vez no caminho da guerra, os soldados cristãos mostravam-se estoicos, sinceramente convencidos de que tinham o Senhor ao seu lado. A baixa IP entre as guarnições permitiram que o sentimento se espalhasse pela Europa e de geração em geração, mesmo quando as recompensas em vida (não podemos verificar o que aconteceu no além) diminuíam.

Ironicamente, o Papa Urbano II morreu antes que fosse informado da captura de Jerusalém (que não se manteve conquistada por muito tempo). Ele não soube das diversas Cruzadas seguintes e das mortes na casa dos milhões causadas por elas,[196] decorrentes do empreendimento deprimente que ele iniciara.

QUANDO UMA RELIGIÃO É NA VERDADE UMA SEITA?

As Cruzadas não foram, de forma alguma, a única guerra religiosa, embora tenham sido a que durou mais tempo e sejam a mais retratada na literatura e na arte religiosa. Há diversos exemplos ao longo da história de guerras contra outros povos em nome da religião ou de uma força superior, com legiões de seguidores plenamente convencidos por um líder dogmático de que sua causa era justa.

Um exemplo recente é a Segunda Guerra Civil Sudanesa, travada entre 1983 e 2005, que ceifou entre um e dois milhões de vidas.[197] O conflito foi precipitado pela decisão do presidente Gaafar Nimeiry de impor a xaria no Sudão contra a vontade do povo... e quem poderia culpar os sudaneses por resistir? A xaria é um conjunto de leis islâmicas que prevê punições extremas a quem pratica crimes e professa determinadas crenças, como amputação das mãos por roubo e até cem chicotadas por sexo antes do casamento, adultério ou homossexualidade.

Em muitos países hoje, como no Afeganistão, um grande percentual da população muçulmana ainda aprova a aplicação da xaria, embora com diversas interpretações e níveis de severidade.[198] Isso nos leva a uma questão frequentemente levantada: em que momento práticas radicais fazem uma religião se tornar uma seita?

Há a teoria de que um movimento é considerado uma religião se ele existir há séculos, ao passo que seita é o nome dado a grupos mais recentes. Seitas frequentemente são ramificações filosóficas de religiões existentes, mas com algumas subversões de crenças, rituais e/ou práticas. Como mencionei antes, seitas tendem a ter um líder cativante, carismático e amado, cujas vontades orientam todas as decisões. As seitas são altamente parasitárias, estão sempre em busca de poder, controle, dominação, dinheiro, sexo ou uma combinação de tudo isso e geralmente envolvem várias formas de lavagem cerebral ou de total controle da mente. Pessoas que se juntam a seitas geralmente sacrificam seu senso de "eu" em nome do todo, ao passo que a maioria das religiões aceita que haja pelo menos uma individualidade moderada, ainda que submetida aos princípios maiores.

No meu ponto de vista, o Islã é uma religião, mas o *terrorismo islâmico radical* (como aquele perpetrado pelo autodenominado Estado Islâmico) tem características de seita, e seus membros possuem baixa IP, ainda que aparentem ter uma inteligência cognitiva normal ou até elevada. Grupos terroristas, islâmicos ou não (e certamente não pretendo dar a entender que o terrorismo é um fenômeno exclusivamente muçulmano), fazem o seguinte: recrutam membros (geralmente jovens), submetem-nos a lavagem cerebral, atacam pessoas inocentes aleatoriamente (sem preocupar-se se compatriotas estarão entre as vítimas) e voluntariamente sacrificam as próprias vidas mediante a promessa de recompensas depois da morte.

VENHA COMO VIER: O ABRAÇO CALOROSO DAS SEITAS

Dr. Marvin Galper é um psicólogo clínico de San Diego que já trabalhou com sobreviventes de seitas. Com a ajuda de equipes de extração que se infiltravam nos abrigos dos grupos, às vezes na calada da noite, ele ajudou a resgatar e forneceu terapia de desprogramação a muitos membros de seitas ao longo dos anos. Ele descreveu para mim o processo seletivo das seitas: "Elas buscam pessoas em crise, como estudantes universitários que foram reprovados em um exame e perderam o apoio familiar. Procuram filhos de lares desmantelados, seja por separação ou perda... [que] muitas vezes estão alienados de suas famílias".[199] Em outras palavras, seitas buscam pessoas cuja instabilidade emocional (que, novamente, pode ser apenas fruto de uma fase causada por circunstâncias) tenha reduzido suas IPs a muito pouco ou nada – ou seja, pessoas incapazes de discernir se as sugestões que lhes forem apresentadas são verdadeiras ou não.

Galper diz que os membros de seitas que sofreram lavagem cerebral apresentam "um terrível estado de consciência". As seitas aplicam suas técnicas gradativamente, de modo que as vítimas não percebam o que está acontecendo com elas. Muitas vezes, as boas-vindas ao grupo são dadas pelo líder em pessoa, que oferece "amor incondicional" (algo que, muitas vezes, falta nas vidas das pessoas), além de compaixão e apoio amplos em relação a sofrimentos passados. Os novos membros são aceitos "do jeito que são" pelos demais seguidores. Ao longo do tempo, são submetidos a um arsenal de ataques manipuladores que afetam suas mentes e corpos, incluindo privações sensoriais (como visão), privação de sono e restrições alimentares. O aspecto crítico é a conformidade: os membros de seitas são levados a desenvolver um senso de pertencimento e unidade em relação ao grupo, minando-se a individualidade da pessoa e reprimindo-se a sua autoexpressão. Em alguns casos, as seitas podem incorporar símbolos, códigos secretos e cânticos ao repertório, de modo a se aproveitar do imaginário fixado na mente de pessoas vulneráveis com baixa IP; isso ajuda a criar equilíbrio, aceitação, legitimidade e ordem por meio de uma vaga familiaridade com as imagens. Seitas enchem um copo vazio.

Esses grupos podem utilizar aspectos de outras religiões e doutrinas, mas, segundo Dr. Galper, o líder é "onipotente e todo-poderoso... ele tem completo acesso a 'Deus' e retrata todos os demais como pessoas malignas". Galper enxerga traços comuns entre líderes de seitas: eles são "figuras carismáticas e inescrupulosas", com uma obsessão por "poder, dominação e riquezas". Muitos desses líderes se aproveitam completamente de seu papel dominante e chegam a impor suas vontades sexuais tanto a mulheres quanto a homens.

O que Tom Cruise, Kelly Preston, John Travolta, Kirstie Alley, Elisabeth Moss, Isaac Hayes, Beck e Anne Archer têm em comum?[200]

Todos eles fazem parte da Igreja da Cientologia. A cientologia é uma religião ou uma seita? Os seus seguidores são pessoas de alta espiritualidade ou fanáticas? Ou seriam eles "cientistas"? Por que tantas celebridades são atraídas pela cientologia? Elas têm baixa ou alta IP?

A cientologia é uma invenção de L. Ron Hubbard, um autor de livros de fantasia e ficção científica.[201] Em 1950, ele reuniu seus pensamentos singulares sobre espiritualidade da mente no best-seller *Dianética – o poder da mente sobre o corpo*,[202] no qual apresentava a teoria de que as doenças são psicossomáticas e poderiam ser prevenidas ou curadas programando-se o cérebro para remover pensamentos prejudiciais. Mas a história não para por aí. Com o auxílio da imaginação fértil de Hubbard, a cientologia fala também de Xenu, o ditador da "Confederação Galáctica" que, 75 milhões de anos atrás, trouxe bilhões de pessoas à Terra. Eu não acho que muitos astrofísicos ou antropólogos diriam que qualquer uma dessas alegações é minimamente possível. Bilhões de humanos não andavam por aí junto aos dinossauros, que foram extintos há 65 milhões de anos. O conceito de Hubbard se tornou um fenômeno com milhões de seguidores, muitos dos quais abriram mão de suas vidas em nome da causa criada por ele. É como se George Lucas tivesse fundado uma religião baseada na franquia de ficção científica *Star Wars*.

Embora a cientologia tenha alguns aspectos superficiais de religião,[203] eu diria que de perto ela lembra mais uma seita cujos membros têm baixa IP. O senso de realidade dessas pessoas comprometeu-se: elas acreditam que a cientologia detém o poder de liberar para o mundo todo tipo de dom sobrenatural. Se você está interessado em recorrer ao "poder do pensamento positivo", recomendo as obras do saudoso Norman Vincent Peale,[204] cujas afirmações são mais

Fanatismo

> embasadas e saem muito mais em conta financeiramente do que se juntar à Igreja da Cientologia.

Muitas seitas famosas tiveram um fim trágico, com suicídios em massa. Quando pessoas com baixa IP sofrem uma lavagem cerebral tão extraordinariamente profunda, são capazes de acreditar em qualquer coisa que seus líderes digam e de fazer qualquer coisa que eles mandarem, não importa o quão absurdo seja. Em 1978, Jim Jones, fundador da seita Peoples Temple (Templo do Povo), convenceu 918 pessoas – incluindo 276 crianças – a tomar um coquetel fatal de suco de uva artificial misturado com cianureto.[205] Quase vinte anos depois, em 1997, 39 membros da seita Heaven's Gate (Portões do Paraíso), criada por Marshall Applewhite e Bonnie Nettles, ingeriram uma mistura letal de suco de maçã, vodca e fenobarbital, que tomou suas vidas. Por quê? Porque eles acreditavam que iriam, de alguma forma, embarcar na nave espacial que seguia o cometa Hale-Bopp.

Há seitas de todo tipo, e elas podem ser lideradas por pessoas com todo tipo de tendência narcisista, incluindo curandeiros, pastores televisivos e pregadores. Seus representantes podem aparecer na porta de alguém ou se infiltrar na vida da pessoa mediante uma solicitação de amizade na internet, um e-mail *spam* ou pelo bom e velho correio normal. Se você conhece alguma pessoa com menos de 21 anos que foi rejeitada pela família, talvez seja uma boa ideia verificar se essa pessoa exibe algum comportamento atípico (cantar incessantemente hits de artistas pop não conta), como divulgar crenças que soam estranhas, vestir roupas esquisitas, expressar desgosto por coisas que antigamente a interessavam, colecionar panfletos estranhos e demonstrar falta de capacidade de pensar criticamente. Se você por acaso suspeitar que alguém esteja tentando atraí-lo (ou a algum conhecido) a uma seita, procure ajuda de grupos de apoio especializados ou das autoridades.

Mentes manipuladas

Embora alguns líderes de seitas estejam convictos de que são deuses e irão durar para sempre, o tempo prova o contrário (ainda estou esperando que L. Ron Hubbard reapareça com alguns seguidores; não estou nem exigindo que sejam os milhões ou bilhões prometidos). Como afirmado anteriormente, é possível desfazer a lavagem cerebral que alguns sobreviventes de seitas sofreram, apesar de Dr. Galper alertar: "É necessário que se construa um sistema de apoio forte para superar a perda da união que havia na comunidade da seita. Quando [ex-membros de seita] retornam à vida normal, eles precisam encontrar uma nova comunidade". O sistema de apoio mais sólido são a família e os amigos próximos.

Com o tempo, membros de seita podem se readequar à normalidade, reconhecendo que os ensinamentos a que foram submetidos eram uma farsa completa e passando a discernir novamente o que é fato e o que é ficção (uma ação que aprimora a IP). Por acaso, o *tempo* – tema do próximo capítulo – é um elemento central para a IP: como interpretamos sua passagem, como ele distorce nossas memórias e como ele pode mudar de acordo com nossas experiências. Como diria Madre Teresa: "O ontem já foi. O amanhã ainda não chegou. Temos apenas o hoje. Vamos começar".

14

A experiência subjetiva do tempo

E um bônus: a origem da *bucket list**

É noite de domingo. Jonathan, um garoto espinhento de doze anos, se desespera ao se dar conta de que ainda precisa escrever uma redação para o dia seguinte. Ele passou o fim de semana inteiro assistindo a todos os filmes da série Harry Potter *duas vezes e agora tem que sentar a bunda na cadeira e fazer sua tarefa. Ele se posiciona diante da mesa, liga o computador e resmunga sozinho: "Por que esperei tanto pra fazer isso? Odeio noites de domingo, elas chegam tão rápido".*

Em outro lugar na mesma casa, no cômodo usado como escritório, o pai de Jonathan liga seu notebook. Ele fará uma apresentação importante para o seu chefe na manhã seguinte e não mexe nos slides que o ajudarão há mais de uma semana. Ele achou que tinha bastante tempo para se preparar, mas, bem, entre levar e trazer o filho do basquete e do futebol e assistir ao futebol na televisão com os amigos e muita cerveja, ele perdeu a noção do tempo. Ele recebe um e-mail do chefe dizendo que sua apresentação foi adiantada em uma hora. Quase tem um ataque de pânico enquanto espera o arquivo carregar. "Diabos, por que demorei tanto pra me preparar?", ele resmunga consigo mesmo. "O final de semana voou".

---

* *Bucket list* é uma lista de coisas para se fazer antes de morrer. Ela pode incluir nossas esperanças, objetivos e sonhos. A explicação para a origem do termo será dada mais adiante. [N. da T.]

Mentes manipuladas

Quando se trata de procrastinação, filho de peixe peixinho é: pai e filho mexem diligentemente em seus respectivos computadores. De repente, a campainha toca. Vovô, que tem oitenta anos, decidiu fazer uma visitinha. Alguns momentos depois, a mãe anuncia para os outros dois: "Querido! Jonathan! O vovô está aqui! Venham cá!".

Pai e filho descem e mostram-se inquietos diante do avô, que percebe haver algo de errado. "O que foi, rapazes? Cheguei em uma hora ruim?".

"Não é você", o genro assegura. "Eu tenho uma apresentação importante amanhã de manhã".

"E... eu tenho que terminar uma tarefa pra escola", diz Jonathan.

"Sinto muito. Não fazia ideia", diz o avô.

"É fim de domingo, papai", a filha ressalta. "Você lembra da sensação, não lembra? O tempo escorrega pelos nossos dedos e o fim de semana de repente foi-se embora".

"Hoje é domingo? Ora essa! O fim de semana mal começou e já está acabando! Preciso ir, estou atrasado. Marquei de jantar uma segunda vez com a Glória... ela tem um sorriso maravilhoso. Até mais, pessoal!".

Essa história não foi criada apenas para mostrar três gerações de pessoas com pouca noção de tempo. Seu objetivo é mostrar a baixa IP quando se trata de *interpretações* do tempo:
- o filho que adiou sua tarefa e acredita que "noites de domingo chegam tão rápido";
- o pai que estava tão distraído com diversão e esportes que não preparou sua apresentação e está convencido de que "o fim de semana voou";
- a mãe que relembra ao vovô que o "tempo escorrega pelos nossos dedos e o fim de semana de repente foi-se embora";

A experiência subjetiva do tempo

- o avô que não sabe em que dia da semana está e acha que o fim de semana "mal começou e já está acabando".

A situação envolvia as quatro partes no mesmo fim de semana, na mesma casa, e ainda assim cada um escolheu palavras diferentes para descrever como o tempo parecia ter passado rápido. A não ser que a família tenha ido parar em algum lugar digno de *Além da imaginação*, um fim de semana sempre terá as mesmas 48 horas para todos os envolvidos.

Em um estudo de 2016 publicado pela revista científica *Scientific Reports*,[206] pesquisadores descobriram que o cérebro humano percebe o tempo incorretamente com mais frequência do que corretamente.[207] A partir de uma série de testes, em que os participantes deveriam identificar o tempo decorrido entre um sinal visual (ou sonoro) e outro, administrados de acordo com um padrão de repetição, observou-se que as pessoas tendiam a basear suas estimativas de tempo em algum ponto entre o tempo real e a sua ideia de qual deveria ser o intervalo e o que aconteceria em seguida. Esse fenômeno tem vantagens e desvantagens para os seres humanos: nós somos imprecisos para determinar a passagem de tempo, mas quando nos adiantamos por causa disso, nossa percepção nos ajuda a nos preparar para eventos futuros. Segundo o Dr. Max Di Luca da Universidade de Birmingham, "essas previsões são essenciais para a sobrevivência porque elas nos permitem reagir mais rapidamente ao ambiente e planejar quais ações tomar". Ter alta IP às vezes significa não se preocupar com a precisão do tempo quando aguardamos algo que nos beneficia ou envolve nossa autopreservação.

Conforme envelhecemos, o tempo parece passar mais rápido do que quando somos jovens. Pesquisadores da Faculdade de Medicina de São José do Rio Preto (Famerp) descobriram que todas as faixas de idade na amostragem (entre 15 e 89 anos) de um estudo de 2016[208] estimavam uma passagem do tempo mais rápida do que a real... mas os indivíduos mais velhos tiveram o pior resultado. Não há uma razão conclusiva para isso, mas os cientistas especulam que as mudanças na dopamina, que ocorrem à medida que envelhecemos, podem interferir na nossa memória e concentração, as quais, por sua vez, alteram a nossa percepção de tempo. Também há o possível impacto psicológico de envelhecer e a necessidade de "fazer as coisas enquanto ainda há tempo", que é o motivo pelo qual as pessoas criam *"bucket lists"* (a expressão vem de "chutar o balde" que, em inglês, significa "morrer" – uma referência a uma pessoa que se enforca colocando a corda no pescoço e em seguida chutando o balde que estava usando para apoiar os pés).

A FABRICAÇÃO DO TEMPO: NO QUE VOCÊ ACREDITARIA EM OUTRA ERA?

Quando se trata de entender o tempo, nossa IP é uma habilidade dinâmica. Tenho a teoria de que, conforme percepções sociais mudam e evoluem (quando foi a última vez que você escreveu um cartão de agradecimento à mão?), nosso pensamento coletivo também muda. Séculos atrás, acreditávamos que a Terra era plana, e talvez houvesse quem realmente acreditasse que a lua era feita de queijo (provavelmente suíço). Graças a Buzz Aldrin e Neil Armstrong, agora podemos ter certeza absoluta de que a lua *não* é feita de queijo (um dinheiro muito bem gasto pela NASA).

Apesar de todas as evidências científicas confirmarem o aquecimento global e a evolução das espécies, há vários negacionistas desses fatos incontestáveis, alguns com boa educação e em cargos importantes. Sua teimosia em aceitar dados científicos tão conclusivos tem duas causas principais: 1. a questão vai de encontro a crenças e interesses financeiros, políticos ou religiosos; 2. o indivíduo em questão precisa de uma evidência palpável, como a Flórida sendo engolida pelo oceano no caso do aquecimento

A experiência subjetiva do tempo

global. Muitas pessoas aparentemente não têm controle sobre suas crenças porque estão tão convictas que elas são reais que não conseguem mudar de opinião. Em relação à evolução, é improvável que a questão seja plenamente aceita, a não ser que alguém consiga clonar o elo perdido e fazer o processo evolutivo humano acontecer em laboratório, sem interferência. O aquecimento global é um assunto bem mais complicado quando se trata da aceitação dos fatos científicos, porque, em muitos casos, interesses financeiros comprometem as opiniões, resultando em baixa IP nessa área. Para alguns só se tornará uma realidade daqui a cem anos (ou seja lá em quanto tempo), quando as calotas polares tiverem derretido por completo e nós todos morarmos em barcos.

Creio que o tempo tem a capacidade de mudar nossas percepções e opiniões sobre praticamente tudo. No capítulo 10, discutimos como Oscar Wilde foi perseguido por sua homossexualidade. Embora a discriminação ainda exista na cultura ocidental, e em algumas regiões seja mais forte do que em outras, nossa sociedade em geral se tornou mais compreensiva em relação à orientação sexual e pessoas dos mais diversos âmbitos profissionais saíram do armário sem grandes repercussões. Um programa apresentado por uma comediante lésbica assumida como Ellen DeGeneres não teria sido possível nos Estados Unidos em 1960, 1970 ou mesmo em 1980, mas hoje ela é uma figura popular e amada, com boa audiência televisiva e uma carreira duradoura.

Experiências de vida podem ser uma variável impactante para definir se temos uma IP alta ou baixa. Muitos de nós conhecemos pelo menos um sujeito que foi homofóbico a vida toda, mas reavaliou seus conceitos no casamento do filho, abraçando seu genro como um membro da família; ou histórias similares. Mesmo o personagem homofóbico e preconceituoso do seriado dos anos 1970 *Tudo em família*, Archie Bunker, foi suavizado nas temporadas finais, conforme os tempos mudavam (embora ele nunca tenha deixado de chamar seu genro progressista, Mike, de burro).

ALGUÉM SABE DE VERDADE QUE HORAS SÃO?

Nós temos percepções de tempo radicalmente diferentes em decorrência de uma série de fatores, incluindo nossa idade, nossa localização e nossa situação pessoal de curto e longo prazos. Uma criança pequena não enxergará o tempo da mesma maneira que sua mãe que a empurra no carrinho do supermercado porque, de acordo com a psicóloga de desenvolvimento infantil Penelope Leach, a memória da criança ainda não se desenvolveu e, portanto, "ela não pode esperar um segundo para nada".[209] Uma mulher numa fila aparentemente interminável no departamento de trânsito perceberá sua espera como muito mais longa do que se passasse a mesma quantidade de tempo se divertindo no Walt Disney World. A presidente de uma multinacional pode qualificar como lento o serviço de um restaurante porque levou dez minutos para que trouxessem a ela sua bebida e aperitivos; comparativamente, um casal de jovens apaixonados nesse restaurante pode receber com prazer suas bebidas e aperitivos no mesmo período de tempo e depois publicar uma avaliação positiva sobre o lugar, dizendo que o serviço foi "rápido como um relâmpago". A executiva e o casal tiveram perspectivas completamente diferentes sobre o serviço por causa de suas mentalidades no momento. Ela poderia estar estressada porque uma negociação se tornou um problema ou porque estava atrasada para outra reunião. Já o casal talvez tivesse todo o tempo do mundo porque estava curtindo o encontro romântico e queria prolongar aquele momento.

A experiência subjetiva do tempo

É TEMPO DE PARAR COM OS LUGARES COMUNS

Há provavelmente mais lugares comuns sobre o tempo do que sobre qualquer outro assunto, talvez com exceção do amor. É provável que você tenha ouvido pelo menos alguns desses clichês na última semana ou até mesmo os tenha dito você mesmo, sem pensar muito:

- o tempo parou;
- tudo a seu tempo;
- no último minuto;
- espere um segundo;
- espere um minuto;
- Roma não foi construída em um dia;
- parece que foi ontem;
- parece que foi em outra vida;
- antes tarde do que nunca;
- anda logo, estou envelhecendo só de esperar;
- o tempo cura tudo;
- o tempo está do meu lado;
- o tempo não espera por ninguém.

Eles soam familiar (talvez mais do que você imagine: os dois últimos, apesar das mensagens opostas, tornaram-se canções dos Rolling Stones: "Time is on my side" e "Time waits for no one")? Eles soam verdadeiros? Provavelmente não – pelo menos não isoladamente, sem nenhum contexto para acompanhá-los. Para que os seres humanos demonstrem sua IP em relação ao tempo, eles precisam de detalhes que os ajudem a compor pensamentos e chegar a conclusões.

Os animais têm percepções de tempo completamente diferentes da dos seres humanos. Quando tentamos matar uma mosca, devemos parecer bem toscos para a mosca, pois, de acordo com a revista *Scientific American*, esses insetos têm a capacidade de processar quatro vezes mais informação por segundo do que nós.[210] A percepção do tempo para os animais geralmente varia de espécie para espécie de acordo com o tamanho, taxa metabólica e meio ambiente. Quanto menor uma criatura, mais rápido ela enxerga e, portanto, mais devagar tudo parece para ela. De acordo com o Animal Planet, muitos cães domésticos são tão sobrecarregados de emoções e/ou ansiedade[211] (sim, existe Diazepam para cães hoje em dia) que qualquer forma de separação de seus donos queridos pode bagunçar completamente a percepção de tempo deles. Você pode sair de casa por cinco horas ou cinco minutos e seu cão estará esperando por você na porta de entrada como se tivesse sumido por uma vida inteira.

Entre os vários fatores que nos afetam, nossas idades, em particular, influenciam bastante nossa noção de tempo e a precisão dessa percepção. Se eu fosse pedir a minhas filhas que definissem "velho", elas provavelmente diriam: "Bem, *você* é bastante velho, papai". Ai! Eu fiz cinquenta anos faz pouco tempo. Isso é velho? Para os padrões de hoje, não é, mas para uma criança mais nova pode parecer que sim, em comparação à sua idade. É que, no caso dela, sua IP referente à idade ainda não foi formada. Mas imagine se eu vivesse em 1907, quando a expectativa de vida para um homem nos Estados Unidos era de 45,6 anos: eu seria um ancião já fazendo hora extra entre os vivos. E se você voltar à Grécia Clássica, onde a expectativa de vida variava entre 25 e 28 anos,[212] eu seria um fóssil (ou estaria próximo da fossilização) para o padrão deles.

As influências culturais também impactam o modo como percebemos nosso tempo na Terra. Com o avanço espantoso da medicina e das melhorias na qualidade de vida, as expectativas de vida continuam a crescer, e nossas percepções sobre idade também. Se você tiver a sorte de viver no Principado de Mônaco, tem uma expectativa de vida de 89,52 anos.[213] No entanto, em outras partes do mundo, a expectativa de vida é reduzida em virtude de cuidados médicos insuficientes, climas severos, violência e outros fatores; na República do Chade, na África, por exemplo, a expectativa de vida é de apenas 49,81 anos. "Velho" no Chade é bem diferente de "velho" em Mônaco.

Nos últimos anos, temos ouvido expressões como "sessenta é o novo cinquenta" e "cinquenta é o novo quarenta" para adequarmos psicologicamente o modo como percebemos nossas idades. É razoável, considerando-se a predominância atual de cremes para a pele, dietas especializadas, programas de exercício complexos e cirurgias plásticas. Porém ainda é um sinal claro de baixa IP alguém agir (ou se vestir) como um atleta de dezenove anos se, na realidade, tem 89 anos e está em péssima forma.

O PROBLEMA ESTÁ NAS NOSSAS MEMÓRIAS

A memória humana é traiçoeira. A lembrança que temos de um evento nem sempre é fiel ao evento em si. A memória é um ato de nossa criação em constante evolução. Nossas idades, acontecimentos de vida e até sonhos distorcem nossas lembranças e a interpretação do tempo, o que significa que a nossa percepção temporal será sempre subjetiva. Como sabemos quando temos baixa ou alta IP para tratarmos do tempo se todo mundo o vê sob lentes diferentes? Considere as seguintes situações e o que você acharia de passar por cada uma delas durante um intervalo de vinte minutos:

- fazer amor com seu parceiro;
- tomar uma taça de sorvete;
- esperar o final de temporada do seu seriado favorito começar;
- tomar uma dura da sua chefe;
- estar no seu leito de morte.

Os vinte minutos gerariam diferentes sensações em cada uma dessas situações, e o nível da diferença variaria bastante de pessoa para pessoa. Se você gosta da sua chefe, tem respeito por ela e acha que ela apresentou um motivo válido para a bronca, talvez os vinte minutos sejam uma experiência de aprendizado e não pareçam tão longos. Agora, se você não gosta ou tem medo da sua chefe e ela está te passando um sermão, vinte minutos podem parecer um século. E ainda assim todos esses eventos estão acontecendo ao longo da mesma quantidade de tempo.

O tempo em si pode ser inalterável, mas as nossas percepções sobre ele definitivamente mudam. Nós, humanos, temos, inclusive, o poder de moldar nossas percepções de tempo e nos beneficiarmos dessa experiência, algo de que nenhuma outra espécie é capaz. Muitos iogues e gurus espirituais passam suas vidas inteiras tentando "viver no momento", buscando desacelerar suas percepções e se conectar mais profundamente com o eu interior e com o mundo ao redor. Mas mesmo o iogue mais venerável ainda está preso às realidades do tempo, assim como todos nós.

Phil diz que vai ser um inverno longo

A maioria de nós lembra de Feitiço do tempo, a hilária comédia de 1993 estrelando Bill Murray como um repórter meteorológico chamado Phil, condenado a viver repetidamente o mesmo dia, o Dia da Marmota, até que descobrisse o que tinha de fazer de certo. Durante sua experiência interminável em Punxsutawney, na Pensilvânia, com as forças do *déjà vu* sobre ele, Phil passa por todos os tipos de altos e baixos: pisa várias vezes na mesma poça, salva vidas, tira a própria vida de várias maneiras absurdas durante uma depressão existencial (eletrocutado na banheira, pulando de um edifício e sequestrando a famosa marmota da cidade, também chamada Phil, e se jogando de um precipício com ela dentro de um carro), estuda as mulheres bonitas

> da cidade para seduzi-las, torna-se um pianista exímio, cria esculturas de gelo e assim por diante... tudo no mesmo dia repetido!
> A IP de Phil em relação ao tempo torna-se tão onipotente que, na última parte do filme (que não vou contar aqui caso você seja uma das poucas pessoas que não viu esse filme, que, aliás, também se tornou um musical da Broadway), ele sabe com precisão o que planeja fazer com cada fração de segundo do dia para torná-lo perfeito. Ele aceita seu destino nesse mundo fantástico repetitivo e faz sua percepção impecável sobre os habitantes da cidade favorecê-lo, mas não mais com fins maliciosos. Poderíamos dizer que ele passou a prestar atenção no tempo e a respeitá-lo, aprendendo a aceitar suas circunstâncias e rompendo com perspectivas passadas para alcançar uma verdade maior sobre si mesmo e as pessoas a seu redor.

É possível reduzir ou aumentar a velocidade de nossa percepção do tempo? De acordo com um estudo de 2015,[214] a resposta é "sim". O pesquisador Aoife McLoughlin da Universidade James Cook atribui a maioria de nossas percepções de tempo incorretas à tecnologia. Nossos *smartphones* e *notebooks* nos ajudam a fazer as coisas muito mais rapidamente do que jamais foi possível antes – pesquisa, comunicação e todo tipo de transação –, mas somos induzidos a acreditar que o tempo está passando mais rápido do que ele de fato passa. "Embora ela possa nos ajudar a trabalhar mais rápido", diz McLoughlin, "também nos deixa mais pressionados pelo tempo". Essa descoberta foi feita simplesmente se comparando pessoas que usam tecnologia com pessoas que não usam.

A solução mais simples? Puxe o fio da tomada. Desligue seus aparelhos. Tire uma folga dos eletrônicos. Se você puder limitar seu tempo de telefone e internet no trabalho a duas sessões diárias de meia hora cada, verá que é possível perder menos tempo com distrações. O tempo parecerá desacelerar, e você encontrará mais espaço para relaxar ou cumprir as tarefas que estão na sua lista. Isso é ainda mais benéfico em fins de semana e nas férias: por que desperdiçar tempo de lazer precioso em eletrônicos quando você pode estar lá fora fazendo outras coisas, se divertindo e fazendo o tempo passar aparentemente mais devagar?

Contudo, se você está na fila do departamento de trânsito ou em alguma sala de espera, e, supondo que eletrônicos sejam permitidos nessas situações, fique à vontade para conectar-se e ver se consegue acelerar um período de tempo que em outro caso pareceria arrastado e improdutivo.

Como este capítulo demonstrou, nossa percepção temporal não é estanque: ela distorce, diverte e nos desorienta. Forma-se em nossas mentes de acordo com a nossa idade, a nossa cultura, as nossas vontades e, por sua vez, determina nossos destinos. Nós vamos mais devagar ou aceleramos conforme nossa IP é alterada. Podemos usá-la para nos apegar ao passado ou para existir mais produtivamente no presente. Nossa percepção é o que, de fato, nos separa dos símios, dos cães, das moscas, ou até mesmo das marmotas. Ao mesmo tempo, é nossa intuição – e se nós escolhemos dar atenção a ela ou ignorá-la – que nos faz ter sucesso ou fracassar nas missões que temos nessa vida tão curta que vivemos na Terra. Vamos dar uma olhada nisso agora.

15

Um bom palpite

Seguindo nossa intuição

Seu telefone toca. Você não sabe por que, mas tem a impressão incômoda de que algo terrível aconteceu. Um pensamento repentino o ataca e sua espinha gela: uma tia querida faleceu. Ela estava ótima quando você a vira pela última vez, um mês antes, e andava tão ocupado que não pensou nela desde então. Por que esse pensamento macabro se materializou do nada naquele exato momento? O toque do telefone "soou diferente"? Não, é claro que não. Você atende. É sua mãe, contando o que você já sabia. Mas sabia mesmo? Como isso é possível?

Algumas pessoas definem o sentimento bizarro de saber antecipadamente que alguma coisa, boa ou ruim, está prestes a acontecer como um "palpite" ou "instinto". Normalmente, não conseguimos explicá-lo ou descrevê-lo quando surge; simplesmente escolhemos entre reconhecer um sinal intuitivo ou ignorá-lo e nos arrependermos depois. Nossa capacidade de reconhecer sensações intuitivas passageiras e tomar decisões corretas em relação a elas no momento certo mostra se temos baixa ou alta IP.

Relaxe, não vou usar teorias *new age* sobre forças supernaturais em ação para explicar essas ocorrências. Em vez disso, pretendo investigar um fenômeno, conhecido como "intuição", pelo qual todos nós já passamos de alguma maneira. Trata-se de mais um sentido no nosso arsenal de capacidades naturais, embora nós não o compreendamos bem e mal tenhamos ideia de como utilizá-lo – o que nos dá uma excelente oportunidade de aprimorarmos nossa IP.

Raramente um palpite desse tipo é baseado em lógica ou razão. Pode aparecer como uma ideia que flutua em nossa mente e desaparece tão rápido quanto chegou. Também pode surgir como um sonho ou visão e ser relativo a um evento que afeta você ou outras pessoas. Quando decidimos seguir nossas vozes interiores e agir, a despeito da falta de dados, ou quando "confiamos no palpite", na maioria das vezes, descobrimos que nosso chute estava certo. Dependendo da situação, esses "chutes" podem significar a diferença entre o sucesso e o fracasso ou até entre a vida e a morte.

O DIA EM QUE A MÚSICA MORREU... E A INTUIÇÃO FALHOU

No dia 3 de fevereiro de 1959, as estrelas do rock Buddy Holly, Big Bopper (J. P. Richardson) e Ritchie Valens faleceram em um desastre de avião em Iowa, em meio a uma longa turnê musical.[215] O evento entrou para a mitologia do rock and roll, como mostra o verso "The day the music died" (O dia em que a música morreu) da canção clássica de Don McLean "American Pie". O que pouca gente sabe é que três outros músicos poderiam ter embarcado naquele avião, não fossem algumas circunstâncias peculiares: o cantor e compositor Dion DiMucci (mais conhecido como membro do grupo Dion and the Belmonts) não embarcou porque não quis pagar a taxa de 36 dólares; o artista *rockabilly* Tommy Allsup queria embarcar, mas perdeu no cara ou coroa; por fim, o cantor e compositor Waylon Jennings (na época, baixista da banda de Holly) educadamente cedeu seu lugar no avião para Big Bopper, que estava fortemente gripado.[216]

Um bom palpite

Anos depois, Jennings contou em sua autobiografia que, ao perceber que viajaria em um ônibus gelado em vez de no avião, ele disse brincando a Buddy Holly: "Espero que essa porcaria de avião caia!". As palavras de Jennings mostraram-se trágicas: o avião caiu em um milharal pouco depois de decolar, tomando a vida do piloto e dos três músicos.

O que mais me intriga nessa história é que registros mostram que os três artistas que morreram – Holly, Big Bopper e Valens – tiveram premonições de suas mortes[217] e, não obstante, *foram os três que foram parar no avião*. A história de cada caso é arrepiante, mesmo para os céticos:

- **Buddy Holly**: Maria Elena Holly, esposa de Buddy, revelou que tinha sonhado com o acidente de avião pouco antes do acontecimento. Quando acordou, relatou o pesadelo ao marido, que, em resposta, admitiu que tivera um sonho parecido, no qual ele se via morrendo em um acidente de avião em uma fazenda. Como se isso já não fosse suficientemente arrepiante, em 1958, um produtor chamado Joe Meek obteve em uma sessão de tarô as palavras "Buddy Holly" e "morre" e a data 3 de fevereiro. Meek enviou uma carta a Holly relatando o ocorrido e, naquela data, um livro de autógrafos preso a um tijolo (provavelmente atirado por um fã) atravessou a janela do camarim de Holly. Ele sobreviveu? Sim e não. Ele se esquivou do tijolo que atingiria sua cabeça no dia 3 de fevereiro de 1958, mas o desastre de avião fatal ocorreu *exatamente um ano depois*, no dia 3 de fevereiro de 1959.
- **Ritchie Valens**: embora fosse apenas um adolescente, Valens tinha medo de aviões, todo mundo sabia disso, e chegou a dizer que nunca voaria. O mais provável é que a fobia fosse consequência de ele ter testemunhado pessoalmente o desastre de avião que tirou a vida de seu avô.

- **Big Bopper**: após ter ficado acordado durante três dias trabalhando como DJ em uma maratona musical, Bopper sofreu de exaustão severa e relatou ter tido alucinações... incluindo uma da própria morte. Segundo relatos, ele disse: "O outro lado não era tão ruim".

Essas mortes poderiam ter sido evitadas se os músicos tivessem dado crédito a esses sinais intuitivos? Nunca saberemos, claro, mas é um motivo para pensarmos: caso recebamos esses "sinais" inexplicáveis, devemos, no mínimo, refletir antes de fazer o equivalente a embarcar em um avião.

A INTUIÇÃO PODE TE LEVAR PARA PASSEAR

Sinais intuitivos nem sempre estão ligados ao falecimento de um ente querido ou a sonhos sobre a própria morte. Às vezes, eles são tão inócuos quanto pensarmos em uma música e, em seguida, ao ligarmos o rádio, ela começar a tocar. E há pessoas bem-sucedidas que parecem ter um dom para captar e explorar "a coisa certa no momento certo". As mentes mais brilhantes confiam veementemente em sua intuição – não só em seu talento ou seu intelecto –, quer seja Albert Einstein imaginando seguir um raio de luz aos dezesseis anos de idade, Thomas Edison inventando o fonógrafo, Nikola Tesla desenvolvendo o sistema elétrico de corrente alternada,[218] os Beatles com suas inovações musicais experimentais de estúdio, ou mesmo Oprah Winfrey mantendo-se a par dos maiores interesses e problemas dos Estados Unidos. Muitas vezes, diz-se que as ideias e avanços mais brilhantes "surgiram" na mente desses indivíduos, que, em seguida, exploraram-nos usando sua habilidade, experiência, talento e intelecto.

E de forma alguma esse processo se limita a inventores e artistas: os homens de negócios e investidores mais bem-sucedidos também têm uma habilidade nata de captar *flashs* aparecendo em suas mentes que inicialmente parecem contraintuitivos, mas que se tornam revolucionários quando postos em ação. As conquistas desses indivíduos fazem com que eles pareçam verdadeiras divindades para quem assiste do lado de fora. O uso da intuição para auxiliar em decisões de investimento é categoricamente avalizado pela CFA – organização dedicada ao fomento da educação e da ética na comunidade de investidores. Ela cita George Soros e Emanuel Derman, um perito em análise quantitativa, como dois exemplos de gigantes que usam esse recurso com resultados tremendos. Além disso, Jason Voos, colunista da revista da CFA, *Enterprising investor* (Investidor empreendedor), escreveu o artigo "The intuitive investor"[219] (O investidor intuitivo), no qual advoga sem rodeios em favor do palpite quando se trata de dinheiro: "Ao longo de minha carreira de investidor, usei várias ferramentas não convencionais para melhorar os resultados do fundo que eu coadministrava, mas nenhuma mais poderosa que a intuição".

SEMPRE USE O CINTO DE SEGURANÇA, E NÃO SE ESQUEÇA DO PAPEL HIGIÊNICO

Quando eu participava da equipe de debates da UCLA, às vezes tínhamos que viajar grandes distâncias para os torneios. Em uma dessas viagens, nossa equipe retornava de um evento em Paso Roble, Califórnia (um trajeto de cerca de quatro horas), e vínhamos a bordo de uma perua judiada, doada por um ex--aluno da equipe de debate. Eu sempre usei cinto de segurança, mas estava no assento do meio, na última fileira do carro, e o cinto estava preso entre os assentos, então decidi não o colocar dessa vez. Estava sem cinto enquanto acelerávamos pela estrada. Trinta minutos após iniciarmos a viagem, fui atingido pelo impulso inesperado de caçar o cinto de segurança e colocá-lo. Não pensei muito nessa intuição, só cacei as duas pontas do cinto e as travei ao redor da minha cintura. Não mais do que trinta segundos depois, ouvi o estouro de um pneu. O motorista perdeu o controle do carro, que girou e saiu da estrada, indo parar numa vala. Felizmente, todos usavam cinto de segurança e ninguém se machucou. Se eu tivesse continuado sem cinto, no mínimo seria jogado de um lado pro outro dentro do carro, como uma moeda solta no secador de roupas; na pior das hipóteses, teria sido lançado para fora pela janela aberta. Esse é um exemplo de como a alta IP – ouvir a sua voz interior sem questionar naquele momento – pode ter um impacto vital.

Por outro lado, também observei as consequências da baixa IP quando alguém próximo não deu atenção a seus instintos. Alguns anos atrás, minha família e eu estávamos prestes a sair para um safári no Quênia, quando do nada uma ideia ocorreu à minha esposa, Selina: ela sentiu que deveria levar papel higiênico. Mas ignorou o palpite. Voamos ao aeroporto de Migori para passar pela alfândega e, então, embarcamos em outro voo para a Tanzânia. Enquanto esperávamos no aeroporto, uma de minhas filhas teve que usar o banheiro. Logo descobrimos que os sanitários não eram como aqueles a que estamos acostumados: eram buracos de porcelana no chão, com ranhuras de ambos os lados para os seus pés não escorregarem enquanto você se agacha sobre o buraco (ter coxas fortes sempre é uma vantagem na hora de lidar com esse tipo de ocasião). E adivinhe! *Não tinha papel higiênico*. A situação parecia inevitável para a minha pobre filha. A não ser que seu pai biológico seja o Super-Homem, é impossível para uma criança aguentar a pressão intestinal, que piorava a cada minuto, como uma represa que busca conter uma inundação cada vez mais forte. Sem outras opções, minha filha fez o que precisava fazer sem papel higiênico. Em retrospecto, se minha esposa tivesse respeitado seus instintos e levado um rolo, minha filha teria saído do banheiro com o rosto corado pela intensidade do momento, mas não pelo constrangimento. Selina teve a intuição, mas, infelizmente, não a IP para tomar a decisão correta naquele momento.*

FAZENDO NOSSOS "SENTIDOS DE ARANHA" DISPARAREM

Todos nós já passamos por momentos em que tínhamos certeza de que algo aconteceria, mas não conseguimos encontrar uma explicação real de como ou por quê. Até animais às vezes mostram ter "supersentidos" intuitivos inexplicáveis e habilidades que não conseguimos sequer começar a compreender: borboletas e outras criaturas que usam o campo eletromagnético da Terra para migrar para as mesmas regiões anualmente;[220] fauna que se retira de uma região muito antes que surjam sinais de um terremoto ou de uma erupção vulcânica; cães com focinhos tão poderosos que conseguem detectar câncer.[221] No mundo fantástico dos gibis e filmes, nenhum super-herói com "intuição animal" é mais conhecido que o Homem-Aranha – o super-herói mordido por um aracnídeo que pressente o perigo com seu "sentido de aranha".

Deixando o Homem-Aranha de lado, a segunda parte de nossa investigação sobre o mundo da intuição tem bases científicas, o que significa que muitas pesquisas nos ajudam a entender por que certas pessoas parecem ter um dom natural para reconhecer sensações intuitivas, ao passo que outras simplesmente nunca as percebem. Por exemplo, você provavelmente tem um amigo ou parente com um longo histórico de "má sorte". Se analisar as situações em que essa pessoa esteve envolvida ao longo dos anos, você provavelmente chegará à conclusão de que ela tem o mau hábito de pensar demais: passa por todas as opções

---

* Minha esposa, Selina, demonstrou alta IP com sucesso em várias outras ocasiões (e não digo isso só para evitar algumas noites dormindo no sofá quando este livro for publicado).

exaustivamente, muda de ideia com a mesma regularidade com que Tom Brady acerta passes para *touchdown* e inevitavelmente toma a decisão errada após toda aquela deliberação desnecessária. As indecisões podem envolver todo tipo de situação, da escolha da roupa que será vestida na manhã seguinte a questões de grande importância, como a escolha de um parceiro, a compra de um carro ou a disputa por uma vaga de emprego. A "má sorte" entra em jogo quando, após um período interminável de hesitações, percebe-se que o parceiro é um enrosco, o carro só dá problema e o trabalho vai pelos ares porque a companhia abre falência um mês depois.

As pessoas que passam por reveses tão devastadores não são menos inteligentes que o resto de nós; na verdade, elas não conseguem notar os sinais, não os reconhecem pelo que são, desconfiam deles ou não conseguem se comprometer com eles. Todos esses casos levam a hesitações fatais. Diversos estudos científicos mostraram que a análise excessiva e a falta de atenção à intuição inicial reduzem a chance de se estar correto.[222]

No caso do seu conhecido que pensa demais, você e pessoas (e talvez até alguns psicólogos) provavelmente deram inúmeros conselhos, sem nenhum progresso no processo de decisão. O indivíduo continua a perder oportunidades, e isso o frustra e aborrece. Você quer ajudar, mas o que pode fazer quando sabe que ele mudará de ideia de novo em cinco minutos? Tenho três sugestões para ajudar quem deseja escutar sua voz interior e usar sua intuição: 1. faça um curso de atenção plena cuja credibilidade seja irrefutável; 2. contrate um *coach*; 3. liste todas as suas falhas intuitivas (ou seja: arrependimentos) em uma folha de papel e pronuncie-as em voz alta três vezes – ouvi-las deste modo pode abrir a mente para a próxima oportunidade antes que ela fuja.

GANHAR SEM SABER COMO

O neurocientista português António R. Damásio, da Universidade do Sul da Califórnia,[223] pioneiro no campo da intuição, publicou suas descobertas no periódico *Journal of Neuroscience*. Ele concluiu que nossos instintos estão, na verdade, ligados aos nossos cérebros por meio de memórias emocionais. Seu estudo envolvia dezesseis participantes que "apostavam" com quatro baralhos e dois mil dólares.[224] Algumas cartas valiam cinquenta ou cem dólares, ao passo que outras faziam com que os participantes perdessem dinheiro. Eles escolhiam livremente uma carta dos baralhos disponíveis para jogar. O que não sabiam é que os baralhos não eram aleatórios: dois eram bons e dois eram ruins, sendo que os do segundo tipo envolviam mais riscos, mas poderiam gerar também mais ganhos. O resultado mostrou que os participantes dotados daquilo que os cientistas classificaram de "funções cerebrais normais" descobriram como ganhar, embora não tivessem consciência disso.

Os cientistas Galang Lufityanto, Chris Donkin e Joel Pearson, da Universidade de Nova Gales do Sul, referem-se à relação entre o cérebro e o instinto como "informação emocional não consciente". Em estudo de 2016,[225] os pesquisadores buscaram tornar o processo de decisão intuitivo, algo tangível graças a uma série de experimentos com estudantes universitários (sem os quais raramente haveria estudos). Solicitou-se aos participantes que assistissem a um estímulo visual similar a chuvisco de estática televisiva e identificassem a direção do movimento das nuvens de pontinhos na tela (esquerda ou direita). Enquanto as nuvens se moviam, várias fotografias eram sobrepostas ao chuvisco, com a intenção de se oferecerem sugestões emocionais subliminares aos participantes. Na maioria dos casos, quando as imagens apareciam, os estudantes conseguiam determinar melhor o trajeto dos pontos. "Outra descoberta interessante é que a intuição melhorou ao longo do tempo", afirmou Pearson.

Os resultados desse estudo são tão incríveis que levaram alguns membros da comunidade científica a acreditar que, em algum momento, a habilidade intuitiva será *mensurável*... e talvez até *ensinada*. Imagine o impacto que isso terá nas seguintes situações: estudantes respondendo a questões de múltipla escolha, apostadores compulsivos em cassinos, treinadores recrutando atletas e empregadores contratando profissionais criativos.

Em seu livro revolucionário *Blink – a decisão num piscar de olhos*,[226] Malcolm Gladwell usa o exemplo do programa *Tudo em família* para demonstrar o poder da intuição. Todos os indicadores tradicionais, como grupos focais, sugeriam que o seriado seria um fracasso. Ainda assim, o criador Norman Lear e um dos executivos da emissora de TV sabiam que tinham diante de si algo novo, empolgante e revolucionário, que nunca antes havia sido retratado no horário nobre. Nesse caso, a *expertise* de Lear e do executivo da emissora estava por trás da intuição de que eles deveriam produzir a série. Essa é a ciência por trás do conceito de que "a experiência é mãe da intuição". Gladwell fala sobre um historiador de arte que consegue imediatamente reconhecer um artefato falso, um treinador de tênis que quase sempre prevê quando o jogador cometerá dupla falta em seu serviço e um lobista que tem a habilidade inacreditável de identificar detalhes intangíveis que indicam se alguém se tornará presidente dos Estados Unidos. Os indivíduos que mostram habilidades tão peculiares não têm "poderes psíquicos", mas usam suas *expertises* inconscientemente, o que produz seus "instintos". O mesmo não pode ser dito sobre as várias gravadoras que disseram "não" aos Beatles antes de o produtor Sir George Martin ter visto *algo*, além do bom humor e do charme juvenil, embora incialmente ele mesmo não conseguisse explicar do que se tratava.

DANDO UMA PARTIDA NA INTUIÇÃO

Como podemos aprender a cultivar nossos instintos e a agir com base neles de forma favorável? Como nos tornamos o próximo Steve Jobs? Como não perder sinais de quando evitar uma viagem de avião? Como reconhecemos se temos alta ou baixa IP em relação à intuição?

A chave é estarmos *atentos* e *receptivos* a ideias que nos atingem (ou atingem terceiros) sem razão, mesmo que parecerem malucas ou não convencionais. Muitas vezes, ideias nos acometem quando estamos caindo no sono à noite ou logo que despertamos. Em um nanossegundo, você precisa captar a intuição, analisá-la e fazer uma escolha de verdade. Pense nisso: por acaso Picasso passou meses considerando se devia experimentar o cubismo? Bob Dylan fez uma consulta pública para dar início à sua fase elétrica em julho de 1965?

Em certas ocasiões, seguir seus instintos significa estar apto a perceber coisas com base nos detalhes mais tênues, como a entonação da voz de uma colega ou uma nuança sutil em sua expressão facial. Em outras, significa capturar coisas que surgem do nada e que magicamente vão parar em suas mãos... e, então, ter a convicção de fazê-las acontecer. Mesmo que você esteja destinado a ocupar um lugar no mesmo panteão de Einstein e Tesla, saiba que alguns colegas, amigos e familiares podem achar problemático que você siga um caminho baseado na intuição. Agir de acordo com os seus instintos muitas vezes requer sangue frio para rebater forças discordantes e negatividade.

Para cada artista, cientista e profissional de negócios que diz ser tomado por "um golpe de genialidade" enquanto faz seu trabalho, há igualmente aqueles que encontram inspiração criativa ao dar uma volta no quarteirão, ao tomar uma xícara de café, ao correr alguns quilômetros na esteira, ao sentar-se no "trono" ou ao ouvir uma música do seu cantor favorito. Ironicamente, para algumas pessoas, distrair-se da atividade profissional e fazer algo completamente não relacionada ao trabalho é o que lhes traz as melhores ideias. Para John Lennon, foi um desenho do seu pequeno filho Sean que o levou a compor sua obra-prima "Lucy in the sky with diamonds"[227] (embora as drogas e os trabalhos de Lewis Caroll possam ter tido *alguma coisa* a ver com isso), e muitas outras músicas de sua autoria (como "A day in the life") não teriam sido escritas se certas manchetes de jornal não tivessem chamado sua atenção e despertado sua imaginação.

Agora que tratamos de assuntos importantes, como a melhor forma de reconhecer as influências sociais manipuladoras, os comportamentos perigosos típicos de participantes de seitas, as sensibilidades temporais incorretas e os riscos de ignorar sua intuição, vamos juntar tudo. No capítulo final, a seguir, apresento um questionário para você medir sua IP, que vai ajudá-lo a desenvolvê-la e a mantê-la sempre alta.

16

Teste sua Inteligência Perceptiva

A IP pode ser aprimorada?

Como vimos, é possível cultivarmos o poder da nossa percepção, vivermos mais conscientemente e melhorarmos nossa habilidade de vislumbrar a realidade do que está à nossa frente (e nos beneficiar disso). Creio que todos nós temos como melhorar nessas áreas e, ao fazê-lo, podemos dar mais alegria às nossas vidas.

Nos capítulos anteriores, apresentamos um panorama bastante extenso dos muitos ataques visíveis e invisíveis contra as nossas IPs:

1. como a sua mentalidade pode afetar negativamente sua saúde (hipocondria);
2. acordar e acreditar que você acabou de ser atacado (sonhos lúcidos sombrios);
3. o narcisismo e as facetas de pessoas em posição de poder (Putin);
4. torcedores que levam a sua paixão pelo esporte longe demais (e criam desordem pública e privada após uma vitória ou derrota de campeonato);
5. indivíduos que acreditam ver milagres em objetos comuns (o sanduíche de queijo quente de 28 mil dólares);
6. consumidores que são levados a adquirir produtos que não desejavam comprar devido a técnicas de reciprocidade;

7. comprar comida orgânica mesmo que ela não seja necessariamente mais saudável (o efeito halo);
8. consumidores que permitem que a opinião de celebridades influencie suas decisões de compra (Jamie Lee Curtis); julgar e, às vezes, punir os outros por terem impulsos biológicos normais (masturbação);
9. cidadãos caindo na conversa ao adquirir objetos de desejo raros e excessivamente caros (café de cocô de gato por cem dólares a xícara);
10. tomar más decisões financeiras por agir de acordo com o seu grupo de amigos (seguir a manada);
11. seguidores envolvidos e ludibriados por ideologias falsas (seitas);
12. negar fatos devido a interesses pessoais e ao consenso da época (negacionismo do aquecimento global);
13. vítimas que perdem sinais intuitivos que poderiam ter beneficiado ou até salvo suas vidas (Buddy Holly, Big Bopper e Ritchie Valens).

Como essa lista revela, a baixa IP é um fator que pode distorcer nossas vidas de diversas maneiras (ou até nos deixar às cegas). Seria inconcebível contemplar todas as áreas de impacto possíveis (embora sempre haja a possibilidade de fazermos um novo livro). Por enquanto, para ajudá-lo a descobrir a até que ponto você consegue diferenciar realidade de fantasia e a se classificar na escala da IP, ofereço este teste. Ele foi projetado para ser rápido, fácil e divertido. Na hora de responder, escolha sinceramente a opção que corresponde à sua reação instintiva inicial a cada situação. Depois de somar sua pontuação e auferir o resultado (o gabarito e a pontuação vêm logo depois do questionário, mas não vale espiar!), você estará mais ciente de que pode tomar decisões, concentrar sua energia criativa, desapegar-se de convicções involuntárias, descartar farsas, evitar ser tapeado e depositar sua confiança nas pessoas certas.

O teste de Inteligência Perceptiva

Marque uma resposta para cada uma das situações apresentadas a seguir.

1) Você está na cafeteria tomando seu cafezinho quando um belo rapaz ou quando um bela garota (o que você preferir) entrega-lhe um panfleto, dizendo que você tem a oportunidade de alcançar a felicidade plena se for a uma congregação local organizada por ele/ela ou por um amigo intelectual, ao qual ele/ela se refere como um "gênio". Você:
   A) Inicia uma conversa, analisa os panfletos e vai à congregação por curiosidade.
   B) Tenta marcar um encontro com a pessoa.
   C) Educadamente diz: "Não, obrigado. Não sou da sua religião".
   D) Exige que a pessoa se mande e chama a polícia.

2) O time pelo qual você torce se classificou para uma final depois de vinte anos, mas perdeu na prorrogação com um gol contra. Você:
   A) Chora por três dias com um pote de sorvete na mão.
   B) Enche a cara com os amigos no meio da noite, chuta seu cachorro e começa a incendiar carros.
   C) Engaveta o uniforme do time por alguns meses e começa a pensar em outros esportes ou na Seleção.
   D) Gasta mais de mil reais em produtos oficiais do time.

3) Um político local que você apoia faz um discurso na televisão falando que as reportagens na imprensa dizendo que a água da cidade está contaminada são completamente falsas e

que ela é completamente segura. Ao encher um copo com água da torneira, você sente um cheiro estranho e:
A) Bebe a água mesmo assim.
B) Considera que talvez tenha imaginado o cheiro, joga a água fora, enche o copo com água da torneira de novo e então bebe.
C) Escreve a esse político dizendo que ele é um canalha e que nunca mais votará nele.
D) Joga a água fora e procura algum serviço que teste a sua qualidade antes de bebê-la novamente.

4) Um ator famoso e de reputação impecável tornou-se o garoto-propaganda de um seguro de vida. Você:
A) Troca de seguro e adquire o anunciado pelo ator.
B) Investe na empresa de seguros recomendada por ele porque sente que as ações vão subir.
C) Começa a falar mal desse ator porque ele se vendeu e está fazendo propagandas.
D) Passa horas pesquisando sobre a empresa para descobrir o que ela tem a oferecer e por que alguém com uma reputação tão ilibada escolheria ser seu garoto-propaganda.

5) Um dia antes de embarcar em um voo para Bruxelas, você sonha que o avião cai. Você acorda suando frio. Antes de contar ao cônjuge sobre o pesadelo, ele diz ter sonhado que você morria numa queda de avião rumo a Bruxelas. Você:
A) Promete que nunca mais voará de novo e só irá para a Europa de navio, subindo ao convés, jogando os braços para o ar e gritando "eu sou o rei do mundo!".
B) Marca outro voo.

C) Enche a cara antes de embarcar no avião.
D) Pergunta a todos os seus amigos e familiares o que você deveria fazer e segue a decisão da maioria.

6) Você está fazendo um empadão de frango pela primeira vez. Ao tirá-lo do forno, percebe que as irregularidades da massa formavam um rosto inacreditavelmente parecido com o de Jesus Cristo. Todos os seus conhecidos dizem que você assou um milagre. Você:
A) Come o empadão.
B) Tira fotos dele com o celular e publica em todas as redes sociais.
C) Leiloa o empadão na internet, com lance inicial de dez mil reais.
D) Liga para o Vaticano, deixa o recheio do empadão endurecer e o coloca em um display de vidro para protegê-lo.

7) Você acorda de um pesadelo assustador no qual alguém estava no seu quarto tentando esganá-lo. Você ainda consegue sentir as mãos no seu pescoço. Quando para pra pensar, lembra que, quando estava prestes a cair no sono, teve a sensação estranha de que alguém estava no seu quarto. Você:
A) Escreve um livro sobre sua experiência psíquica e publica por conta própria.
B) Procura evidências de um invasor e liga para a polícia se encontrar algo suspeito.
C) Liga para o noticiário pedindo para avisarem a vizinhança do ataque que sofreu.
D) Liga para a polícia imediatamente.

8) Um dos seus amigos no Facebook compartilha um artigo de uma revista da qual você nunca ouviu falar dizendo que comer muitas verduras, especialmente brócolis, pode causar câncer. Você:

   A) Joga fora todas as verduras que estão na sua geladeira e promete a si mesmo nunca mais comer nada verde.
   B) Repassa o artigo adiante no Facebook e em outras redes sociais.
   C) Considera o artigo bobagem e para de seguir as publicações desse amigo.
   D) Sofre uma crise de ansiedade pensando em todas as verduras que comeu durante a vida e passa horas pesquisando casos de pessoas que morreram de câncer vegetal.

9) Você está num bar, curtindo a noite com as amigas. A certa altura, uma delas comenta que aquele bar estava vazio e que vocês deveriam ir para o bar do outro lado da rua, pois há mais gente lá e ela consegue ouvir que a música é ótima. Duas amigas concordam e começam a se arrumar para sair. As outras três dizem: "Não, valeu, aqui está bom pra mim". Você aprecia igualmente a companhia dos dois grupos, então:

   A) Deixa o bar atual. Ele obviamente não é muito popular e você pode ser tachado de perdedor se ficar por lá.
   B) Antes de tomar uma decisão, faz todo mundo esperar enquanto compara, em seu smartphone, todas as avaliações dos dois bares.
   C) Vai pra casa. As amigas que foram para o outro bar estragaram tudo.
   D) Fica onde está, já que está se divertindo e prefere ficar num lugar tranquilo, onde consegue ouvir o que suas amigas estão falando.

Teste sua Inteligência Perceptiva

10) Al Gore tornou-se porta-voz de uma equipe científica de Harvard que chegou à conclusão de que o aquecimento global está ocorrendo vinte vezes mais rápido do que se acreditava anteriormente. Você:

   A) Pede a todos os seus amigos formados em Harvard que deixem de fazer doações à instituição.
   B) Deixa de usar todos os produtos que demandem consumo de gasolina e eletricidade.
   C) Lê a pesquisa por conta própria e tira suas próprias conclusões.
   D) Escreve uma carta para Al Gore parabenizando-o também por ter inventado a internet.

11) Você está andando em um parque tarde da noite e avista o que parece ser uma pessoa suspeita prestes a atacá-lo. Você:

   A) Usa a luz do celular para enxergar melhor antes de sair correndo.
   B) Usa a câmera do celular para tirar fotos da pessoa e publicar nas redes sociais.
   C) Entra em pânico e joga o seu celular contra o vulto.
   D) Liga para sua melhor amiga e descreve a pessoa enquanto o suspeito se aproxima.

12) Você é líder de uma organização importante e está numa viagem de lazer coletiva com seus funcionários. Você não:

   A) Organiza jogos de improviso e interpretação.
   B) Discute o futuro da organização e o papel de todos vocês nela.
   C) Inventa de promover atividades físicas obrigatórias, só para mostrar pra todo mundo que você andou malhando.
   D) Leva junto seu fiel labrador para participar de algumas atividades.

13) Você está na cerimônia religiosa da qual participa semanalmente. Durante o sermão, o líder da congregação diz: "Pessoas ruivas são possuídas pelo diabo. Elas precisam eliminar todo o seu mal, pensamentos carnais que não conseguem controlar". A maioria da congregação, composta de pessoas de cabelo louro ou moreno, diz "amém" a uma só voz. Você:
   A) Pinta o cabelo de ruivo e procura o inferninho mais próximo.
   B) Ri até passar mal.
   C) Sai do lugar com seu amigo ruivo, que começou a chorar.
   D) Procura por estudos que provem que ruivos não são mais malignos do que pessoas com qualquer outra cor de cabelo e manda os resultados da sua pesquisa ao líder.

14) Seu chefe, durante uma reunião da empresa, escreve num quadro branco uma conclusão e os próximos passos a serem dados. Você acha que as ideias dele são fracas e que os próximos passos não fazem sentido. Você está prestes a fazer um aparte quando ele anuncia que essa é oficialmente a nova direção da companhia. Todos ao seu redor assentem com a cabeça e aplaudem. Você:
   A) Vaia seu chefe e joga café nele.
   B) Aplaude com os demais.
   C) Fica sentado e deprimido.
   D) Aplaude educadamente e agenda uma conversa particular com seu chefe para mais tarde.

15) Você comparece à apresentação de um místico conhecido, que, entre outras coisas, realiza "leitura de mentes".

Teste sua Inteligência Perceptiva

Ele o escolhe na plateia para participar do número. Após perguntar-lhe algumas poucas coisas bizarras, ele consegue adivinhar com precisão seu nome, idade, profissão e região em que mora. A plateia fica fascinada. Você:

A) Tenta descobrir como ele pôde adivinhar tantas coisas sobre você com tão poucos detalhes.
B) Acha que ele trapaceou e pegou aquelas informações com sua mãe antes da apresentação.
C) Acredita que ele tem superpoderes.
D) Diz aos seus amigos que assistiram à apresentação que o místico é uma fraude.

16) Na televisão, George Clooney, que há anos é seu ator favorito, aparece pedindo dinheiro para ajudar a população mundial de lesmas, que ele afirma estarem ameaçadas. Sem lesmas, ele explica, nosso solo se deteriorará e isso devastará nossas plantações. Você:

A) Tira sarro da televisão.
B) Imediatamente doa cem dólares para a fundação "Salve as lesmas".
C) Vai para o jardim coletar todas as lesmas que puder encontrar e monta um criadouro para elas.
D) Muda de canal e tenta encontrar uma repise de *Plantão médico*.

17) Você está em um bar exclusivíssimo de Hollywood. Muitos artistas, atores, modelos, roteiristas, músicos e personalidades de primeira linha estão lá. De repente, você se vê participando de uma conversa com os atores e/ou atrizes internacionais que acha mais atraentes. Um deles diz que tem no copo o coquetel do momento: o Whiskery Dingo. Custa

150 dólares a dose, mas vale muito a pena porque dois ingredientes fundamentais da mistura – saliva de dingo e bigode de rato-toupeira-pelado – são difíceis de encontrar em bares de Hollywood. Ele vira a dose, lambe os beiços e faz um som de deleite. As demais celebridades da conversa vão imediatamente pegar um Whiskery Dingo antes que os bigodes do estabelecimento esgotem. Você:

A) Tira uma foto da primeira celebridade, que ainda está com o copo na mão, e manda para todos os seus amigos, dizendo a eles que o Whiskery Dingo é a maior sensação de todos os tempos.

B) Fica no aguardo para ver qual famoso coloca o almoço pra fora primeiro.

C) Vai na onda das estrelas e desembolsa 150 dólares por uma dose.

D) Pega seu telefone e encomenda na internet uma mistura pré-pronta de Whiskery Dingo, vendida a trezentos dólares.

18) Você está na fila do departamento de trânsito há uma hora. A fila não andou um centímetro nos últimos quinze minutos. Você:

A) Diz para a pessoa atrás de você: "Parece que faz uma eternidade que estou nessa fila".

B) Manda uma mensagem de texto pra sua mãe dizendo que "era melhor tomar um Whiskery Dingo do que ficar nessa fila por mais um minuto".

C) Reclama com o responsável do departamento que o serviço da equipe deles é "uma porcaria".

D) Lê um livro no seu e-reader.

19) Ultimamente, seus dentes parecem estar amarelando e você se pergunta se vale a pena fazer branqueamento. Você pede a opinião de seu parceiro, que é dentista. Ele examina sua boca, pensa por um momento e responde: "Seus dentes parecem perfeitos, como sempre. Eu os deixaria assim". Você:
   A) Briga com ele, dizendo que está mentindo e que só disse isso para que você se sinta bem.
   B) Pede a opinião de um amigo seu que também é dentista e mora na vizinhança.
   C) Vai à farmácia mais próxima e compra fitas branqueadoras.
   D) Agradece a atenção do parceiro e toma um café com leite para celebrar sua higiene oral.

20) Imagine que você voltou no tempo e está na época das Cruzadas. O papa faz um discurso contagiante, pedindo que todos ajudem a reconquistar a Terra Sagrada. Seus conhecidos se alistam de boa vontade e vão para Jerusalém. O clero local ameaça aprisioná-lo se você também não partir imediatamente. Você:
   A) Entoa um canto de guerra e se junta às fileiras.
   B) Lança-se nu em um protesto em favor da paz, cantando "Give peace a chance".
   C) Age como um lunático para tentar ser dispensado.
   D) Arrisca ser pego e punido, mas foge sorrateiramente e corre para o mais longe que puder.

Aqui estão as respostas do teste que mostram a IP mais alta. Marque um ponto para cada resposta correta:

1) C	11) A
2) C	12) C
3) D	13) C
4) B	14) D
5) B	15) A
6) A	16) D
7) B	17) B
8) C	18) D
9) D	19) D
10) C	20) D

Resultado:

17–20 = **alta IP**. Sua IP é fora de série!

11–16 = **IP na média**. Sua IP é forte, mas, às vezes, basta um pequeno erro de juízo para tirá-lo dos eixos.

0–10 = **baixa IP**. Certifique-se de *não* comprar produtos on-line ou de afiliar-se a uma seita.

COMO VOCÊ PENSA E SUA INTELIGÊNCIA PERCEPTIVA

Não importa o resultado que você tenha obtido no teste, uma coisa é certa: o questionário não envolve as emoções que você estará *vivenciando* naquelas situações. Reconhecer a realidade no calor do momento nem sempre é fácil, como vimos ao longo deste livro. *A vida é o verdadeiro teste de IP.* Tudo está sujeito a interpretação. A mesma imagem pode ter uma quantidade infinita de significados no mundo real. Quando se trata de confiar em nossos sentidos – visão, audição, olfato, tato e paladar –, não há nada que seja 100% objetivo, porque devemos pensar na experiência vivida, mesmo que por um breve momento. Portanto, você pode aprimorar sua IP ao se concentrar na sua intuição, no pensamento crítico, na individualidade do pensamento e nas suas emoções. Esses quatro elementos são úteis para se cultivar uma alta IP. Para ajudá-lo com isso, delineei técnicas gerais que o ajudarão a estar mais atento a essas áreas, indicando quais questões do teste se aplicam a cada tipo de pensamento, para que você possa se dedicar às áreas que mais precisa melhorar.

Focando na intuição para turbinar sua IP (questões 3, 4 e 5)
Incluí apenas três questões relacionadas à intuição: as de números 3, 4 e 5, o que faz cada uma delas valer muito. Se você errou uma dessas, talvez haja um problema. O pensamento intuitivo, que discutimos no último capítulo, é a habilidade mais difícil de reconhecer e interpretar "no campo de batalha". Outras pessoas podem questionar sua decisão intuitiva. Aqui, usei exemplos de sinais que poderiam fazer com que você evitasse estar em uma queda de avião e do que fazer em caso de pânico sobre água contaminada. Em ambos os casos, sua intuição deve agir como um anjo da guarda e dar pistas preciosas que podem evitar catástrofes. Ter uma sensação suspeita sobre sua água pode evitar que você cometa o erro de ingerir chumbo ou arsênio.

É claro que sinais intuitivos também podem chamar atenção para repercussões positivas, como uma ideia criativa para uma inovação, pintura, canção ou história. Na questão 4, na qual um ator querido torna-se garoto-propaganda de uma seguradora, desafiei-o a ter um pensamento intuitivo: se um ator com uma reputação tão impecavelmente positiva elogia uma companhia ou produto, talvez seja uma aposta segura que as ações da empresa vão subir? É um pensamento intuitivo também controverso e arriscado, mas essa é a questão: talvez a recompensa valha a pena. Claro, também seria uma opção pensar criticamente e evitar tomar uma decisão só por causa da palavra de uma celebridade... mas as outras três opções que dei claramente indicavam baixa IP.

Explorar os pensamentos que surgem em sua mente no momento certo pode salvar sua vida, mudar sua carreira ou suas finanças positivamente e até ajudá-lo a encontrar um relacionamento duradouro. Pessoas com alta IP para pensamento intuitivo parecem sempre "chutar certo". Mas não é exatamente o que acontece aqui. Quando estão diante de uma situação que não apresenta uma escolha lógica, elas seguem seu *primeiro instinto*. Quando você estiver nesse tipo de situação, tente fazer isso. É provável que o resultado não seja pior do que seria com todas as deliberações inúteis antes de escolher, e você aumenta suas chances de tomar a melhor decisão.

Focando no pensamento crítico para turbinar sua IP (questões 1, 6, 7, 12, 15 e 16)

Nessas questões, testamos sua habilidade de pensar criticamente quando sua mente e seus sentidos dizem que informações suspeitas são reais. A seguir, estão as respostas de alta IP explicadas.

Se uma pessoa atraente o aborda numa cafeteria com panfletos, o melhor a fazer é se livrar dela, ainda que haja qualquer sentimento de atração ou curiosidade. Note que essa situação pode ser bastante real: seitas tendem a usar pessoas atraentes para fisgar seguidores.

Se você vir Jesus Cristo numa torta que assou, coma-a antes que esfrie.

Se você acordar de um sonho no qual alguém o estrangulava, procure evidências de invasão para acalmar seus nervos. Se não encontrar nada, atribua o incidente a um sonho lúcido sombrio. Se encontrar evidência, entre em contato com a polícia imediatamente.

Se você é um líder empresarial responsável por uma viagem da firma, a pior coisa que pode fazer é obrigar os funcionários a participar de atividades que eles provavelmente vão odiar só para que admirem seu físico, massageando seu ego.

Se alguém fez um truque incrível e conseguiu adivinhar coisas sobre você, pode ser divertido tentar descobrir como foi feito. Você provavelmente não vai conseguir, mas é bem melhor do que recorrer a extremos ridículos como chamar a pessoa de fraude ou acreditar que ela tem superpoderes.

Se George Clooney quer salvar as lesmas, ele que fique à vontade... mas você não deve fazer nada em relação a isso. Se você gosta do trabalho dele como ator, apenas assista a *Plantão Médico* ou a um dos seus filmes.

Nessas situações, desafiei-o a usar sua habilidade de pensar criticamente antes de decidir como agir. Se você tem alta IP, vai questionar as coisas das quais seu cérebro tenta convencê-lo. Pensamento crítico significa parar por um momento e se distanciar de fantasias para chegar à verdade. Se a realidade estiver fora de alcance, usar o pensamento crítico em prol da alta IP significa não sacrificar sua credibilidade e reputação por algo absurdo e prejudicial. Isso pode ser difícil porque as emoções das circunstâncias (como o medo, no caso do sonho em que se sofre um ataque) parecem fortes e reais. Se você descobrir que é muito suscetível nessa área, talvez devesse procurar alguma assistência, como *coaching* ou terapia.

Focando na individualidade do pensamento para turbinar sua IP (questões 8, 9, 13, 14, 17 e 20)

Propus essas questões para testar sua resistência à pressão de terceiros em situações diversas. Você segue a massa, faz o que todos estiverem fazendo ou é levado a acreditar em alguma idiotice porque a maioria das pessoas diz que é verdade? Ter um pensamento individual significa conseguir se separar da manada quando não há fatos para sustentar o que está sendo dito. Às vezes, a intuição e o pensamento crítico têm um papel na individualidade do pensamento, mas os resultados ocasionalmente induzem ao erro. No caso da primeira, um determinado grupo pode fazer parecer que seus pensamentos intuitivos (como buscar entender o sobrenatural) são um argumento para que você se junte à seita da qual [esse grupo] participa. No caso do segundo, se um grupo publica uma propaganda não factual, mas sustentada por um monte de factoides convincentes, e dez mil pessoas clicam no botão de "curtir", você pode ser convencido a seguir a manada e acreditar em uma notícia falsa.

Na questão 8, propus a noção ridícula de alguém publicando um artigo segundo o qual verduras causam câncer. Fiz isso por um motivo simples. O exemplo exagerado não está tão distante de algumas coisas que já vi em redes sociais, o que indica que em algum lugar por aí há pessoas ingênuas (ou neuróticas) o suficiente para acreditar em praticamente qualquer coisa. Contudo, a resposta não é tão preto no branco, e aposto que alguns dos leitores que responderam com sinceridade escolheram a alternativa D ("Sofre uma crise de ansiedade" e "passa horas pesquisando casos de pessoas que morreram de câncer vegetal"). A resposta correta, a C ("Considera o artigo bobagem e para de seguir as publicações desse amigo"), revela alta IP porque mostra que você não crê em afirmações absurdas e não vai desperdiçar seu precioso tempo no futuro com artigos enviados por alguém que mostrou não ter credibilidade (uma dica para verificar rumores de internet internacionais é o site snopes.com).

A pergunta do bar, a de número 9, testa o quanto a sua IP é manipulada pela pressão de seguir a escolha mais popular (no caso, o bar cheio). A resposta correta é a D, pois não há razão para você sair do bar se já está confortável, gosta das amigas que ainda estão lá e quer ouvir o que elas têm a dizer sem a música alta atrapalhando. A resposta B (comparar avaliações on-line) talvez tivesse algum valor antes que vocês saíssem de casa, mas naquele momento seria inadequado, pois você deixaria as pessoas esperando, potencialmente criando indecisão e drama (conheço pessoas que agem assim e é uma frustração sem fim).

Na pergunta 14, busquei expor o pensamento não individual que ocorre no ambiente de trabalho. Só porque o chefe escreve algo no quadro branco não quer dizer que seja verdade. Como prova disso, assista a qualquer episódio dos seriados *The office* (Vida de escritório), uma sátira dos ambientes de trabalho britânicos e norte-americanos. As piores coisas a se fazer são deixar por isso mesmo, seguir a maioria ou criar constrangimentos tanto para você como para o seu chefe. Sua melhor aposta é manter a compostura, ser profissional e discutir com ele privadamente.

Quanto à pergunta 15, uma pequena observação pessoal: tenho um amigo que, se estivesse em um bar com beldades de Hollywood, beberia o que quer que elas estivessem bebendo (saliva de dingo ou não). A resposta B mostra alta IP porque, ao "ficar no aguardo", você estaria pensando individualmente (e também criticamente) e resistindo à pressão do grupo.

Na última pergunta, sobre lutar nas cruzadas, testei sua capacidade de se destacar da multidão e pensar individualmente mesmo estando fora de seu tempo e lidando com pressões que pudessem envolver encarceramento, ostracismo ou até punição física. Embora seja tentador tentar descobrir se o Papa nos daria uma dispensa por insanidade, a resposta correta é *fugir*: saia da situação o mais cedo possível para se salvar em vez de lutar em uma guerra sem propósito.

Focando na emoção para turbinar sua IP (questões 2, 10, 11, 18 e 19)
Por fim, quando estamos diante de situações emocionais, às vezes saímos de curso, e a lógica e a razão vão embora. Na sua obra fundamental *Inteligência emocional*,[228] Daniel Goleman se refere a isso como "cérebro das cavernas": nossas emoções assumem o controle em situações de alta pressão e sucumbimos a pensamentos e reações primitivos.

Pergunta 2: torcedores notabilizam-se por regredir nesse quesito quando seus times ganham ou perdem. Eles reagem desproporcionalmente a situações fora de seu controle e que em nada afetam, de fato, as suas vidas. Se você usa a camisa do seu time pra sair com a namorada ou até por baixo da roupa em eventos sociais, talvez precise dar um tempo dos canais esportivos... e eventualmente de um *coaching* ou terapia.

Pergunta 10: questões sociais e políticas são carregadas de emoção. Seja você de esquerda ou direita, sua vida está em jogo quando se trata do que acontece em nosso planeta. Não importa que seja Al Gore, do Partido Democrata, é o arauto de notícias cataclísmicas: se o fato científico vem de uma fonte confiável (como a Universidade de Harvard) e indica uma situação trágica para nosso meio ambiente, você deveria prestar atenção.

Pergunta 11: muitas pessoas consideram seus celulares o item mais valioso que têm, então não saia jogando o seu por aí. Em vez disso, use-o como uma ferramenta para quando mais precisar: iluminar a situação e ajudar a distinguir fato de ficção, mesmo se estiver carregado de emoção (como terror).

Pergunta 18: é fácil perder a cabeça quando você tem que lidar com burocracia e sente que seu tempo está sendo desperdiçado. Conforme o tempo passa nessas situações, todos nós começamos a passar nervoso. A melhor aposta, em vez de culpar a lentidão dos funcionários públicos no departamento de trânsito e

Teste sua Inteligência Perceptiva

sua estabilidade empregatícia, é se distrair com uma leitura, um quebra-cabeça ou desenhando caricaturas das pessoas que estão na fila com você. Faça qualquer coisa de que goste e que ajude a fazer o tempo passar. Nessa situação, seria prudente usar aparelhos eletrônicos para acelerar sua percepção da passagem do tempo.

Pergunta 19: a percepção sobre si mesmo nem sempre é a mais precisa. Um parceiro pode se ver tentado a dizer o que acha que o outro quer ouvir, mas o parceiro do exemplo se deu ao trabalho de examinar a boca antes de responder. Ele também é dentista. A resposta correta – e a não emotiva – é que se deve agradecer ao elogio e deixar isso para lá. Consultar outro dentista para obter um segundo parecer (opção B) seria até um insulto, e comprar fitas branqueadoras (opção C) mostra falta de autocontrole. Se você estiver tão desesperado para branquear seus dentes, a despeito da análise do seu parceiro dentista, pelo menos tenha a cortesia de lhe dizer que discorda da opinião dele e peça uma recomendação profissional de tratamento (que, nesse caso, é provavelmente mais eficaz do que comprar o produto na loja).

Reprimir as emoções em situações de estresse é impossível para algumas pessoas, e não quero sugerir nem por um segundo que há um atalho para ajudá-lo se você sofrer dessa condição crônica. Contudo, quando seu cérebro das cavernas o superar e suas reservas de IP estiverem vazias, *resista, a todo custo, a transformar isso em ação*. No mínimo, respire profundamente três vezes ou, se possível, aguarde um dia para refletir sobre sua reação. Você me agradecerá depois.

Epílogo

Inteligência Perceptiva: sua percepção final

Agora que você teve a oportunidade de digerir dezesseis capítulos sobre a IP e de fazer o teste – uma combinação que, aliás, quase o torna um especialista –, o que planeja fazer com esse conhecimento? Você pensará duas vezes antes de comprar um produto sobre o qual uma celebridade falou no Twitter? Vai anotar a ideia incrível de uma invenção que lhe surgiu do nada enquanto se exercitava na esteira ou na bicicleta ergométrica, e talvez até verificar se é possível executá-la? Se você ficar sabendo de um sanduíche de pastrami com a cara do Papa tostada no miolo, você me promete que resistirá à tentação de dar um lance de vinte mil dólares?

O ceticismo, a lógica e a inteligência emocional são seus maiores aliados para detectar e interpretar corretamente a verdade sobre a situação pela qual está passando, especialmente quando os sinais estão misturados, o mundo está bagunçado e nossos sentidos parecem falhar.

A intuição, seu sexto sentido, por sua vez, é igualmente valiosa se estiver corretamente sintonizada. Você vai ganhar na loteria se sonhar com certos números e tentar agir com base nessa "intuição"? As chances de isso ocorrer não são grandes. Mas, se algo lhe causar um formigamento sem nenhuma razão lógica, não faz mal *explorar* a questão e avaliar o risco e os benefícios de testar esse instinto. Quem sabe? Talvez ele o leve a um novo rumo profissional ou dê a você a faísca para que, enfim, escreva um romance. Só não espere demais para tomar uma decisão: sabemos como o tempo é efêmero, conforme discutimos no capítulo 14. Aliás, parabéns por ter ficado longe do seu smartphone por tempo suficiente para ler este livro do começo ao fim, pois, naquele mesmo capítulo, vimos como a nossa dependência de aparelhos eletrônicos mexe com nossa noção de tempo.

Tudo isso posto, até que nos encontremos novamente, convido o leitor a me dizer o que acha do conceito de IP e suas experiências pessoais com ela, e também a mencionar qualquer outro assunto que gostaria que eu abordasse no futuro. Você pode entrar em contato comigo pelo meu site: www.PerceptualIntelligence.com. Nele, também estão disponíveis informações sobre minhas palestras.

Nesse meio-tempo, trago a você esse contra-argumento à IP e por que diferenciar a realidade da fantasia não é cem por cento necessário o tempo todo: *seus olhos são as testemunhas do mundo real... mas, sem imaginação, você não conseguiria formular uma descrição que fizesse justiça ao que vê.*

Agradecimentos

Durante meu treinamento médico, atuei na área de obstetrícia e fiz o parto de vinte bebês. Agora, com este livro, são 21. Essa pequena alegria que você tem em mãos não teria sido possível sem minha equipe de auxiliares na sala de parto.

Meu agente, Gordon Warnock, que acreditou em mim e na minha ideia para este livro. Você é um super-herói que veio dos céus para impedir que esse projeto morresse afogado. Gary M. Krebs, meu cúmplice neste livro, que entende como penso e, mais importante, meu senso de humor... foi divertido trabalhar com você! David Nayor, por enxergar a árvore que havia na semente. Jonathan Franks, obrigado por seus esforços conciliadores e sua crença inabalável no livro quando ele era apenas uma ideia. Montel Williams, por me apoiar desde o começo; você é incrivelmente inspirador. Harvey-Jane Kowal, que sempre escuta e aconselha do alto da sua torre de experiência. Karen Kosztolnyik, por me ajudar discretamente enquanto estava em território inimigo... missão cumprida! Pam Shriver, por ser sincera e compartilhar seus *insights*. Dr. Marvin Galper, por contribuir com sua *expertise* e suas experiências incríveis. Dr. Matt Torrington, por suas contribuições em relação a dopamina e vício. Obrigado, Georgia Hughes, da New World Library, por apoiar completamente este livro e transformar a percepção em realidade. Sou sinceramente grato a Monique Muhlenkamp, Munro Magruder, Kristen Cashman e todos os demais da equipe da New World Library por seu apoio a este livro e sua disposição de que ele chegue a um público de leitores famintos. Devo agradecer a Mimi

Kusch pelo estilete de preparação de texto que deixou muitos pedaços de manuscritos mutilados e agonizantes pelo chão? Mas é claro que sim! Obrigado, Mimi! Temos uma grande dívida com Richard Fox, que nos indicou a direção certa em nossa pesquisa de arte. Obrigado também à Blackstone Audio, que fizeram com que eu soasse muito bem na versão de audiolivro de *Inteligência Perceptiva: como não cair nas armadilhas criadas por nossa mente* (e foi extremamente divertido para mim narrar com muitas "personalidades" para os leitores).

Outras menções vão ao colega da Faculdade de Medicina de Dartmouth, Dr. John Kennedy, pela atenção e pelos conselhos dados com base na sua experiência de autor publicado. Um megaobrigado ao autor prolífico e fã/encorajador Boze Hadleigh, por sempre ter enxergado que eu seria capaz. Obrigado, Carol Gross, do Comitê Olímpico dos Estados Unidos, por sua ajuda. Ari Galper, sou imensamente grato por tê-lo conhecido no acampamento quando éramos dois meninos espinhentos de doze anos, pela amizade de décadas e pelos seus sábios conselhos nesses anos todos; obrigado, 2ARI! Dan Kennedy, obrigado por sua valiosíssima escrita e ajuda estratégica ao longo dos anos. Um obrigado coletivo a Susan e Norm Nelson, Geoff Stunkard, Bob McClurg e Leon Perahia, por confirmar meu palpite de que a cor "Curious yellow", dos antigos Plymouth, devia seu nome a um filme adulto sueco.

À minha esposa, Selina, que esteve ao meu lado durante todo o processo. Não há palavras para expressar minha gratidão, mas sei que, depois de 24 anos de casamento, ainda há muitas flores disponíveis para oferecer como agradecimento. Obrigado às minhas filhas gêmeas, que, durante os vários jantares de sexta à noite, nos quais falávamos dos altos e baixos da semana (isto é, nossas "flores e espinhos"), ouviram com interesse e fizeram perguntas sobre a novela que é publicar um livro.

Agradecimentos

Obrigado aos membros da equipe atenciosa, qualificada e genuinamente paciente da minha clínica particular em Beverly Hills – minha segunda família –, muitos dos quais estão comigo há mais de uma década.

Um agradecimento especial ao amigo de longa data Ron Thomson, que me ajudou com Shakespeare pouco antes do relógio anunciar a meia-noite. Nunca mude!

Por fim, gostaria de agradecer a todos os trabalhadores que consertam os buracos em nossas ruas, estradas e avenidas. Isso não tem nada a ver com o livro, mas ninguém nunca agradece a essas pessoas, então aqui vai: agradeço a vocês, homens e mulheres dedicados, que mantêm nossas vias de trânsito seguras. É graças ao comprometimento de vocês com o asfalto plano e uniforme que nossos copos de café mantêm-se íntegros e sem derramar no caminho do trabalho. Por isso, em nome de milhões de motoristas, muito obrigado.

Sobre o autor

Especialista em percepção humana e uma das autoridades de ponta em ceratocone, correção de visão por laser (LASIK) e tratamentos para olho seco, Dr. Brian Boxer Wachler (ou só "Dr. Brian") dedicou sua carreira ao campo da cirurgia ocular. Por duas décadas, ele foi um médico pioneiro, atuando nos ambientes clínico, acadêmico e de pesquisa. Sua ampla área de expertise também inclui a compreensão de como as pessoas pensam e como a mente funciona.

Atualmente, é diretor do Boxer Wachler Vision Institute, em Beverly Hills, e membro da equipe médica do famoso Cedars-Sinai Medical Center, em Los Angeles.

Dr. Brian é responsável por inúmeras contribuições aos campos da oftalmologia e da cirurgia oftalmológica, e recebeu 39 prêmios e honrarias durante sua carreira. É conhecido por ter transformado o tratamento do ceratocone por meio de seus avanços nas técnicas não invasivas do Holcomb C3–R e nos implantes Intacs; também é conhecido, dentro e fora dos círculos médicos, como o "guru do ceratocone" e autor de três livros sobre esse assunto. Em 2010, foi reconhecido com o prêmio Jules Stein Living Tribute por inventar o tratamento Holcomb C3–R para o ceratocone, junto ao piloto de bobsled americano Steven Holcomb (que deu nome ao procedimento), que ganhou o ouro olímpico após ser submetido a esse tratamento. Esse procedimento poupou milhares de portadores de ceratocone da necessidade de fazer transplantes de córnea invasivos e dolorosos. Para saber mais sobre o ceratocone, a história de Steven Holcomb e o Holcomb C3–R, acesse o site www.KeratoconusInserts.com. Você também pode ler o livro de Steven, *But now I see: my journey from blindness to Olympic Gold* (Mas agora eu vejo: minha jornada da cegueira ao Ouro Olímpico), publicado nos Estados Unidos pela BenBella Books.

Ele é também um líder reconhecido no tratamento de erros refrativos ocasionados por óculos e lentes de contato – problemas de visão que ocorrem quando a forma dos olhos os impede de obter o foco adequado, como em casos de miopia, hipermetropia, astigmatismo ou presbiopia (vista cansada). Escreveu um dos estudos mais populares sobre LASIK, a forma mais comum de cirurgia refrativa. O trabalho do Dr. Brian sobre LASIK levou à elaboração de um manual de conduta e procedimentos que ajudou a tornar a cirurgia LASIK um dos procedimentos mais seguros no ramo da medicina. Ele também foi pioneiro em um procedimento para tratar manchas marrons (ou sardas) no branco dos olhos, assim como olhos vermelhos. Seus procedimentos também tratam pterígio, pinguécula e nevus de Ota. Ele também tem uma vasta experiência em cirurgias avançadas para tratar catarata. Mais informações sobre esses procedimentos podem ser vistas em www.BoxerWachler.com.

Dr. Brian é autor de 84 artigos médicos e vinte capítulos de livros, além de ter conduzido 276 apresentações científicas. Ele escreveu quatro livros além deste e é inventor, tendo duas patentes aprovadas para tratamento de olho seco. Participou de quinze testes clínicos da FDA (agência federal do Departamento de Saúde e Serviços Humanos dos Estados Unidos) avaliando novas tecnologias. Oftalmologista certificado, é membro da Academia Americana de Oftalmologia. Tem posições de liderança em diversas organizações, incluindo o posto de editor médico para o site WebMD. Ele já apareceu em todos os principais canais de

Sobre o autor

televisão americanos e foi o assunto de reportagens em vários jornais e revistas. Para mais informações sobre suas aparições na imprensa, visite a página dele no IMDb.

Atualmente, mora em Los Angeles com sua esposa, com quem é casado desde 1993, e suas filhas. Curiosamente, é um dos poucos homens nos Estados Unidos com um nome de casado; quando se casaram, ele e a esposa combinaram seus sobrenomes para criar o sobrenome Boxer Wachler. Eles têm duas filhas gêmeas pré-adolescentes adoráveis. Dr. Brian ainda rema competitivamente (como na faculdade) e frequentemente usa suas habilidades de debatedor com suas filhas, para limitar o tempo delas no iPad.

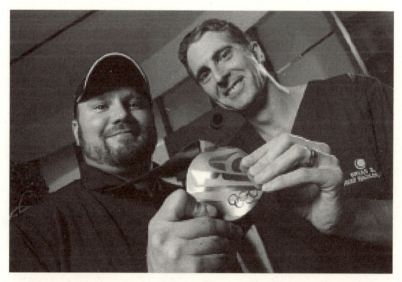

O medalhista de ouro olímpico Steven Holcomb e o Dr. Brian.

Notas de fim

1. VIRGIN MARY seen in tree stump in Limerick. *Belfast Telegraph*, July 7, 2009. Disponível em: <https://www.belfasttelegraph.co.uk/news/virgin-mary-seen-in-tree-stump-in-limerick-28486957.html>. Acesso em: 17 dez. 2018.

2. TAYLOR, C. How many people actually manage to have an out of body experience? *Out of Body Experience*, June 14, 2014. Disponível em: <Out-of-body-experience.info/how-many-people-had-an-obe>. Acesso em: 17 dez. 2018

3. NATIONAL UFO REPORTING CENTER. Dado de 2016. Disponível em: <www.nuforc.org/webreports/ndxevent.html>. Acesso em: 17 dez. 2018.

4. DUFFY, M. A. Charles Bonnet Syndrome: why am I having these visual hallucinations? *Vision Aware*. Disponível em: <www.visionaware.org/info/your-eye-condition/guide-to-eye-conditions/charles-bonnet-syndrome/125>. Acesso em: 17 dez. 2018.

5. CARPENTER, S. Everyday fantasia: the world of synesthesia. *The American Psychological Association Journal*, v. 32, n. 3, Dez. 2001. Disponível em: <www.apa.org/monitor/mar01/synesthesia.aspx>. Acesso em: 17 dez. 2018.

6. EVOLUTION of the Insect Eye. *University of Minnesota Duluth newsletter*. Disponível em: <www.d.umn.edu/~olse0176/Evolution/insects.html>. Acesso em: 17 dez. 2018.

7. LISNEY, T. J. et al. Behavioural assessment of flicker fusion frequency em chicken *Gallus domesticus*. *Vision Research*, v. 51, n. 12, p. 1324-1332, June 2011. Disponível em: <www.sciencedirect.com/science/article/pii/S0042698911001519>. Acesso em: 17 dez. 2018.

8. HALL, L. M.; BODENHAMER, B. G. T*he user's manual for the brain*. New York: Crown, 2003. v. 2.

9. KATZ, E. Am I dreaming? The matrix and perceptions of consciousness. *Philosophy and Film*, Jan. 18, 2013. Disponível em: <http://philfilmrhodes.blogspot.com.br/2013/01/am-i-dreaming-matrix-and-perceptions-of_18.html>. Acesso em: 17 dez. 2018.

10. MARTIN, P. Interview with Andrew Mason (Executive Producer) from The Matrix (1999). *MatrixFans.net*, Fev. 13, 2012. Disponível em: <www.matrixfans.net/interview-with-andrew-mason-executive-producer-from-the-matrix-1999/#sthash.A7gmGxph.dpbs>. Acesso em: 17 dez. 2018.

11. HARRIS, S. The Self Is an Illusion. *YouTube*, Sept. 16, 2014. Disponível em: <www.youtube.com/watch?v=fajfkO_X0I0>. Acesso em: 17 dez. 2018.

12. PERCEPÇÃO. *Michaelis On-line*. Disponível em: <http://michaelis.uol.com.br/moderno-portugues/busca/portugues-brasileiro/percep%C3%A7%C3%A3o/>. Acesso em: 17 dez. 2018

13. REID, Thomas. *An inquiry into the human mind:* on the principles of common sense. Charleston, SC: Nabu, 2010. [Edição brasileira: Investigação sobre a mente humana segundo os princípios do senso comum. São Paulo: Vida Nova, 2013.]

14. BAGGOTT, J. Quantum Theory: If a Tree Falls in the Forest... , *OUPblog*. Oxford University Press blog, February 14, 2011. Disponível em: <Blog.oup.com/2011/02/quantum>. Acesso em: 17 dez. 2018.

15. RECEPTORS. *CNS Clinic*. Disponível em: <www.humanneurophysiology.com/receptors.htm>. Acesso em: 17 dez. 2018.

16. ROBERTSON, S. What does the Thalamus do? N*ews Medical Life Sciences*, July 21, 2016. Disponível em: <www.

Notas de fim

news-medical.net/health/What-does-the-Thalamus-do.aspx>. Acesso em: 17 dez. 2018.

17. NEOCORTEX (BRAIN). *Science Daily*. Disponível em: <www.sciencedaily.com/terms/neocortex.htm>. Acesso em: 17 dez. 2018.

18. CALDWELL, E. Scientist: most complete human brain model to date is a "brain changer". *EurekAlert!*, Aug. 18, 2015. Disponível em: < https://www.eurekalert.org/pub_releases/2015-08/osu-smc081715.php>. Acesso em: 17 dez. 2018.

19. UNDERWOOD, E. More than $100 million in new BRAIN funds. *Science*, Oct. 2, 2015. Disponível em: <www.sciencemag.org/news/2015/10/more-100-million-new-brain-funds>. Acesso em: 17 dez. 2018.

20. GORMAN, J. Learning how little we know about the brain. *The New York Times*, Nov. 10, 2014. Disponível em: <www.nytimes.com/2014/11/11/science/learning-how-little-we-know-about-the-brain.html>. Acesso em: 17 dez. 2018.

21. TAN, R. 9 unanswered questions about the human brain. *South China Morning Post*, May 9, 2016. Disponível em: <www.scmp.com/lifestyle/health-beauty/article/1941658/9-unanswered-questions-about-human-brain>. Acesso em: 14 abr. 2018.

22. BOYLES, S. 86 Billion spent on back, neck pain. *WebMD*, Feb. 12, 2008. Disponível em: <https://www.webmd.com/back-pain/news/20080212/86-billion-spent-on-back-neck-pain#1>. Acesso em: 17 dez. 2018.

23. NATIONAL MULTIPLE SCLEROSIS SOCIETY. *Multiple Sclerosis*: just the facts. Disponível em: <www.nationalmssociety.org/NationalMSSociety/media/MSNationalFiles/Brochures/Brochure-Just-the-Facts.pdf>. Acesso em: 17 dez. 2018.

24. BUTKEWICH, A. 11 celebrities with Multiple Sclerosis. *Healthline*, May 8, 2017. Disponível em: <www.healthline.com/health-slideshow/famous-people-with-ms>. Acesso em: 17 dez. 2018.

25. STEIN, L. Living with cancer: Kris Carr's story. *Scientific American,* July 16, 2008. Disponível em: <www.scientificamerican.com/article/living-with-cancer-kris-carr>. Acesso em: 17 dez. 2018.

26. CARR, K. *Crazy sexy cancer tips*. Guilford, CT: Skirt!, 2007.

27. STEIN, L. Op. cit.

28. DON'T WORRY, BE HEALTHY. J*ohns Hopkins Medicine press release*, July 9, 2013. Disponível em: <www.hopkinsmedicine.org/news/media/releases/dont_worry_be_healthy>. Acesso em: 17 dez. 2018.

29. CARRETANI, J. The contagion of happiness. *Harvard Medicine School*. Disponível em: < https://hms.harvard.edu/magazine/science-emotion/contagion-happiness>. Acesso em: 17 dez. 2018.

30. JON KABAT-ZINN, PHD. *The Connection*. Disponível em: <theconnection.tv/jon-kabat-zinn-ph-d>. Acesso em: 17 dez. 2018.

31. SIEGEL, D. J. *Mindsight*: the new science of personal transformation. New York: Bantam, 2010. [Edição brasileira: *O poder da visão mental*: o caminho para o bem-estar. Rio de Janeiro: Best Seller, 2012.]

32. CHERIYEDATH, S. What is a phantom limb? *News Medical Life Sciences*, July 18, 2016. Disponível em: <www.news-medical.net/health/What-is-a-Phantom-Limb.aspx>. Acesso em: 17 dez. 2018.

33. THE CLEVELAND CLINIC FOUNDATION. Illness anxiety disorder: beyond hypochondriasis. *Cleveland Clinic*, July 25, 2015. Disponível em: <my.clevelandclinic.org/health/articles/hypochondriasis>. Acesso em: 17 dez. 2018.

34. DILLON, B. The pain of fame. *The Wall Street Journal*. Jan. 16, 2010. Disponível em: <www.wsj.com/articles/SB10001424052748704281204575003570232360564>. Acesso em: 17 dez. 2018.

35. WELLER, C. Dr. Google breeds hypochondria by scaring people into thinking the worst. *Medical Daily*, May 7, 2015. Disponível em: <www.medicaldaily.com/dr-google-breeds-hypochondria-scaring-people-thinking-worst-332316>. Acesso em: 17 dez. 2018.

36. CDC recommends mothers stop breastfeeding to boost vaccine efficacy? *Snopes.com*, Jan. 21, 2015. Disponível em: <www.snopes.com/medical/disease/cdcbreastfeeding.asp>. Acesso em: 17 dez. 2018.

37. MARK. The Top 10 Mentalists. *Mentalist Central*, Jan. 9, 2015. Disponível em: <www.mentalismcentral.com/top-10-mentalist>. Acesso em: 17 dez. 2018.

38 INGO SWANN. Disponível em: <www.ingoswann.com>. Acesso em: 17 dez. 2018.

39. A DYNAMIC PK experiment with Ingo Swann. *Central Intelligence Agency*. Disponível em: <https://www.cia.gov/library/readingroom/document/cia-rdp96-00787r000200130005-3>. Acesso em: 17 dez. 2018.

40. EXPERIMENTS – Uri Geller at SRI, August 4-11, 1973. *Central Intelligence Agency*. Disponível em: <https://www.cia.gov/library/readingroom/document/cia-rdp79-00999a000300030027-0>. Acesso em: 17 dez. 2018.

41. HIGGINBOTHAM, A. The unbelievable skepticism of the Amazing Randi. *The New York Times Magazine*, Nov.

7, 2014. Disponível em: <www.nytimes.com/2014/11/09/magazine/the-unbelievable-skepticism-of-the-amazing-randi.html>. Acesso em: 17 dez. 2018.

42. GUALCO, D. *The Great People of Our Time*. Bloomington, IN: iUniverse, 2008.

43. SAGAN, C. *The demon-haunted world*: science as a candle in the dark. New York: Random House, 1997.

44. SLEEP PARALYSIS. *WebMD*. Disponível em: <www.webmd.com/sleep-disorders/guide/sleep-paralysis#1>. Acesso em: 17 dez. 2018.

45. ROSSEN, J. The dark side of lucid dreaming. *Van Winkle's*, Sept. 25, 2016. Disponível em: <https://vanwinkles.com/lucid-dreamings-dark-side>. Acesso em: 17 dez. 2018.

46. TURNER, R. Are alien abductions real – or dark lucid dreams? *World of Lucid Dreaming*. Disponível em: <www.world-of-lucid-dreaming.com/are-alien-abductions-real.html>. Acesso em: 17 dez. 2018.

47. PICASSO, P. Statement to Marius De Zayas. 1923. Disponível em: <ww.learn.columbia.edu/monographs/picmon/pdf/art_hum_reading_49.pdf>. Acesso em: 17 dez. 2018.

48. INGLIS-ARKELL, E. Why certain color combinations drive your eyeballs crazy. *Gizmodo*, Jan. 13, 2013. Disponível em: <io9.gizmodo.com/5974960/why-certain-color-combinations-drive-your-eyeballs-crazy>. Acesso em: 17 dez. 2018.

49. CHUCK CLOSE. Disponível em: <chuckclose.com>. Acesso em: 17 dez. 2018.

50. SONDHEIM, S.; LAPINE, J. *Sunday in the Park with George*, book version. Applause Theatre & Cinema Books, 2000.

51. LUBOW, A. Edvard Munch: beyond the scream. *Smithsonian*, Dez. 2006. Disponível em: <www.smithsonianmag.com/arts-culture/edvard-munch-beyond-the-scream-111810150>. Acesso em: 17 dez. 2018.

52. VAN GOGH'S mental and physical health. *Van Gogh Gallery*. Disponível em: <www.vangoghgallery.com/misc/mental.html>. Acesso em: 17 dez. 2018.

53. PLATO, *Phaedo*. New York: Oxford University Press, 2009. Tradução do trecho realizada para este livro.

54. BRAKKE, K. Ponzo. *Online Psychological Laboratory*. Disponível em: <opl.apa.org/Experiments/About/AboutPonzo.aspx>. Acesso em: 17 dez. 2018.

55. ABRAHAMS, M. Experiments show we quickly adjust to seeing everything upside-down. *The Guardian*, Nov. 12, 2012. Disponível em: <www.theguardian.com/education/2012/nov/12/improbable-research-seeing-upside-down>. Acesso em: 17 dez. 2018.

56. ENAYATI, A. The power of perceptions: imagining the reality you want. *CNN*, Apr. 14, 2012. Disponível em: <www.cnn.com/2012/04/11/health/enayati-power-perceptions-imagination>. Acesso em: 17 dez. 2018. Tradução do trecho realizada para este livro.

57. ALLEN, W. *Getting Even*. New York: Vintage, 1978.

58. MOODY JR., R. *Life after life*: the bestselling original investigation that revealed "near-death experiences". San Francisco: HarperOne, 2015.

59. BEAUREGARD, M.; O'LEARY, D. *The spiritual brain*: a neuroscientist's case for the existence of the soul. San Francisco: HarperOne, 2008.

60. NEAL, M. *To heaven and back*: a doctor's extraordinary account of her death, heaven, angels, and life again. Colorado Springs, CO: WaterBrook, 2012.

61. LONG, J.; PERRY, P. *Evidence of the afterlife*: the science of near-death experiences. San Francisco: HarperOne, 2011.

62. NEAR DEATH EXPERIENCE RESEARCH FOUNDATION (NDERF). Disponível em: <www.nderf.org>. Acesso em: 17 dez. 2018.

63. MACISAAC, T. How common are near-death experiences? NDEs by the numbers. *The Epoch Times*, June 23, 2014. Disponível em: <www.theepochtimes.com/n3/757401-how-common-are-near-death-experiences-ndes-by-the-numbers>. Acesso em: 17 dez. 2018.

64. HARRIS, S. *Waking up*: a guide to sprituality without religion. New York: Simon & Schuster, 2014.

65. BURPO, T.; VINCENT, L. *Heaven is for real*: a little boy's astounding story of his trip to heaven and back. Nashville, TN: Thomas Nelson, 2010.

66. ALEXANDER, E. *Proof of heaven*: a neurosurgeon's journey into the afterlife. New York: Simon & Schuster, 2012.

67. SPECIAL REPORT: when is your patient dead? *Medscape*. Disponível em: <www.medscape.com/viewcollection/32925>. Acesso em: 17 dez. 2018.

68. STEIN, R. Brains of dying rats yield clues about near-death experiences. *All Things Considered*, NPR, Aug. 12, 2013. Disponível em: <www.npr.org/sections/health-shots/2013/08/12/211324316/brains-of-dying-rats-yield-clues-about-near-death-experiences>. Acesso em: 17 dez. 2018.

69. KIRKENDOLL, S. Study: near-death brain signaling accelerates demise of heart. *The University Record, University of Michigan newsletter*, Apr. 10, 2015. Disponível em: <https://record.umich.edu/articles/study-near-death-brain-signaling-accelerates-demise-heart>. Acesso em: 17 dez. 2018.

70. GRACE, F. The science of near-death experiences. *CBSNews*, Apr. 18, 2006. Disponível em: <www.cbsnews.com/news/the-science-of-near-death-experiences>. Acesso em: 17 dez. 2018.

71. ELISABETH KÜBLER-ROSS. Disponível em: <www.ekrfoundation.org>. Acesso em: 17 dez. 2018.

72. NEAR DEATH experiences of the Hollywood rich and famous. Disponível em: <www.near-death.com/experiences/rich-and-famous.html>. Acesso em: 17 dez. 2018.

73. ABC NEWS. How Clinton recovered from surgery. ABC News, Oct. 28, 2004. Disponível em: <abcnews.go.com/Primetime/clinton-recovered-surgery/story?id=207370>. Acesso em: 17 dez. 2018.

74. WOERLEE, G. M. The denture man NDE. *Near Death Experiences*. Disponível em: <www.neardth.com/denture-man.php#lommel>. Acesso em: 17 dez. 2018.

75. SMITH, A. M.; MESSIER, C. Voluntary out-of-body experience: an fMRI study. *Frontiers in Human Neuroscience*, Feb. 10, 2014. Disponível em: <journal.frontiersin.org/article/10.3389/fnhum.2014.00070/full>. Acesso em: 17 dez. 2018.

76. PSYCHOLOGY DICTIONARY. *What Is Kinesthetic Imagery?* Disponível em: <psychologydictionary.org/kinesthetic-imagery>. Acesso em: 17 dez. 2018.

77. ROBSON, D. Blindsight: the strangest form of consciousness. *BBC Future*, Sept. 28, 2015. Disponível em: <www.bbc.com/future/story/20150925-blindsight-the-strangest-form-of-consciousness>. Acesso em: 17 dez. 2018.

78. PALLER, K.; SUZUKI, S. *Consciousness*. Northwestern University. Disponível em: <faculty.wcas.northwestern.edu/~paller/Consciousness.pdf>. Acesso em: 17 dez. 2018.

79. COLLINS, G. P. Blindsight: seeing without knowing it. *Scientific American*, Apr. 22, 2010. Disponível em: <blogs.scientificamerican.com/observations/blindsight-seeing-without-knowing-it>. Acesso em: 17 dez. 2018.

80. TWEEDIE, N. The dark side of Vladimir Putin's Winter Olympic Games. *The Telegraph*, Feb. 1, 2014. Disponível em: <www.telegraph.co.uk/sport/othersports/winter-olympics/10610000/The-dark-side-of-Vladimir-Putins-Winter-Olympic-Games.html>. Acesso em: 17 dez. 2018.

81. BERMAN, I. Putin's Olympic corruption: column. *USA Today*, Feb. 20, 2014. Disponível em: <www.usatoday.com/story/opinion/2014/02/20/putin-olympics-sochi-corruption-russia-column/5655815>. Acesso em: 17 dez. 2018.

82. VLADIMIR PUTIN'S tough guy act is just "shtick" says Barack Obama. *The Telegraph*, Feb. 7, 2014. Disponível em: <www.telegraph.co.uk/news/worldnews/barackobama/10623452/Vladimir-Putins-tough-guy-act-just-a-shtick-says-Barack-Obama.html>. Acesso em: 17 dez. 2018.

83. RUSSIA: punk band arrested after protesting Putin. *Freemuse*, Dez. 7, 2012. Disponível em: <https://freemuse.org/news/russia-punk-band-arrested-after-protesting-against-putin/>. Acesso em: 17 dez. 2018.

84. PERRING, R. Vladimir Putin "wants" to reinstate Russia's Royal Family and bring back the tsars. *Express*, June 24, 2015. Disponível em: <www.express.co.uk/news/world/586470/Russia-royal-family-Vladimir-Putin-reinstate-Tsar-Nicholas-Second-Romanov>. Acesso em: 17 dez. 2018.

85. SHUGERMAN, E. Putín points at journalists and asks Trump "are these the ones hurting you?" during press conference. *Independent*, July 7, 2017. Disponível em: <www.independent.co.uk/news/world-0/us-politics/trump-putin-press-journalists-meeting-russia-president-points-which-ones-insulting-you-a7830046.html>. Acesso em: 17 dez. 2018.

86. STEWART, W. A $51 billion "ghetto": extraordinary images show Vladimir Putin's Sochi olympic park lying desolate and abandoned one year after most expensive Games in history. *Daily Mail*, Feb. 6, 2015. Disponível em: <www.dailymail.co.uk/news/article-2941216/Extraordinary-images-Vladimir-Putin-s-Sochi-Olympic-park-lying-desolate-abandoned.html>. Acesso em: 17 dez. 2018.

87. CHEN, J. The Russian olympic doping scandal explained: 5 things to know. *Us*, May 13, 2016. Disponível em: <www.usmagazine.com/celebrity-news/news/the-russian-olympic-doping-scandal-explained-5-things-to-know-w206469>. Acesso em: 17 dez. 2018.

88. QUITTNER, J. Patriot's owner Robert Kraft still wants Putin to give his Super Bowl ring back. *Fortune*, Feb. 6, 2017. Disponível em: <fortune.com/2017/02/06/patriots-owner-kraft-putin-ring>. Acesso em: 17 dez. 2018.

89. ROBERTSON, I. H. The danger that lurks inside Putin's brain. *Psychology Today*, May 17, 2014. Disponível em: <www.psychologytoday.com/blog/the-winner-effect/201403/the-danger-lurks-inside-vladimir-putins-brain>. Acesso em: 17 dez. 2018.

90. VLADIMIR PUTIN'S macho stunts. *The Economist*, May 26, 2015. Disponível em: <www.economist.com/node/21652100>. Acesso em: 17 dez. 2018.

91. ZURAWICK, D. Bill Clinton's sax solo on "Arsenio" still resonates memorable moments. *Baltimore Sun*, Dec. 27, 1992. Disponível em: <http://articles.baltimoresun.com/1992-12-27/features/1992362178_1_clinton-arsenio-hall-hall-show>. Acesso em: 17 dez. 2018.

92. PHYSICAL activity reduces stress. *Anxiety and Depression Association of America*. Disponível em: <www.adaa.org/understanding-anxiety/related-illnesses/other-related-conditions/stress/physical-activity-reduces-st>. Acesso em: 17 dez. 2018.

93. DOMONELL, K. Why endorphins (and exercise) make you happy. *CNN*, Jan. 13, 2016. Disponível em: <www.cnn.com/2016/01/13/health/endorphins-exercise-cause-happiness>. Acesso em: 17 dez. 2018.

94. SCUTTI, S. Brain facts to know and share: men have a lower percentage of gray matter than women. *Medical Daily*, July 10, 2014. Disponível em: <www.medicaldaily.com/brain-facts-know-and-share-men-have-lower-percentage-gray-matter-women-292530>. Acesso em: 17 dez. 2018.

95. KRAMER, A. F. et al. Enhancing brain and cognitive function of older adults through fitness training. *Journal of Molecular Neuroscience*, v. 20, n. 3, p. 213-221, Feb. 2003. Disponível em: <www.researchgate.net/publication/9087834_Enhancing_Brain_and_Cognitive_Function_of_Older_Adults_Through_Fitness_Training>. Acesso em: 17 dez. 2018.

96. KOCH, C. Looks can deceive: why perception and reality don't always match up. *Scientific American*, July 1, 2010. Disponível em: <www.scientificamerican.com/article/looks-can-deceive>. Acesso em: 17 dez. 2018.

Notas de fim

97. ADAMS, A. J. Seeing is believing: the power of visualization. *Psychology Today*, Dec. 03, 2009. Disponível em: <www.psychologytoday.com/blog/flourish/200912/seeing-is-believing-the-power-visualization>. Acesso em: 17 dez. 2018.

98. PAM SHRIVER. Entrevista com o autor, 17 nov. 2016.

99. MALAMUD, B. *The natural*. New York: Farrar, Straus and Giroux, 2003.

100. MUMFORD, G. The mindful athlete: secrets to pure performance. Berkeley, CA: Parallax Press, 2016.

101. DEYONKER, W. Right on cue. *YouTube*, Feb. 12, 2014. Disponível em: <www.youtube.com/watch?v=FCNDCBE2lsE>. Acesso em: 17 dez. 2018.

102. ANGLE, S. Olympic beach volleyball player Kerri Walsh Jennings' body confidence tips. *Shape*, Dez. 11, 2015. Disponível em: <www.shape.com/blogs/fit-famous/olympic-beach-volleyball-player-kerri-walsh-jennings-body-confidence-tips>. Acesso em: 17 dez. 2018.

103. PAM SHRIVER. *International Tennis Hall of Fame*. Disponível em: <www.tennisfame.com/hall-of-famers/inductees/pam-shriver>. Acesso em: 17 dez. 2018.

104. 1927: the Yankee juggernaut. *This Great Game*. Disponível em: <www.thisgreatgame.com/1927-baseball-history.html>. Acesso em: 17 dez. 2018.

105. GENO AURIEMMA. Disponível em: <www.genoauriemma.com/geno/quotes>. Acesso em: 17 dez. 2018.

106. STONE, L. Think the UConn women are too good? Quit whining and beat 'em. *Seattle Times*, Dez. 29, 2016. Disponível em: <www.seattletimes.com/sports/uw-husky-

basketball/think-the-uconn-women-are-too-good-quit-whining-and-beat-em>. Acesso em: 17 dez. 2018.

107. HOW BAD (and lovable) were the 1962 Mets? *Jugs Sports*. Disponível em: <jugssports.com/how-bad-and-lovable-were-the-1962-mets>. Acesso em: 17 dez. 2018.

108. BROADWAY JOE. *YouTube*, July 3, 2007. Disponível em: <www.youtube.com/watch?v=Gc65NC44dSk>. Acesso em: 17 dez. 2018.

109. WE CHEER FOR CLOTHES. *Seinfeld*, YouTube, Apr. 9, 2006. Disponível em: <www.youtube.com/watch?v=we-L7w1K5Zo>. Acesso em: 17 dez. 2018.

110. MURDER of soccer player after own-goal 20 years ago still resonates in Colombia. *Fox News*, July 2, 2014. Disponível em: <www.foxnews.com/world/2014/07/02/murder-soccer-player-after-own-goal-20-years-ago-still-resonates-in-colombia.html>. Acesso em: 17 dez. 2018.

111. PARRY, H. You won't brie-leave it: New York restaurant creates world's most expensive grilled cheese sandwich for $214. *Daily Mail*, June 10, 2015. Disponível em: <www.dailymail.co.uk/news/article-3118362/You-won-t-brie-leave-New-York-restaurant-create-world-s-expensive-grilled-cheese-sandwich-214.html>. Acesso em: 17 dez. 2018.

112. "VIRGIN Mary Grilled Cheese" Sells for $28,000. *NBC News*, Nov. 23, 2004. Disponível em: <www.nbcnews.com/id/6511148/ns/us_news-weird_news/t/virgin-mary-grilled-cheese-sells/#.WJz0gbYrK1s>. Acesso em: 17 dez. 2018.

113. BRITNEY SPEARS' pregnancy test sells. *CNN*, May 12, 2005. Disponível em: <money.cnn.com/2005/05/12/news/newsmakers/britney_pregnancytest>. Acesso em: 17 dez. 2018.

Notas de fim

114. BACON, F. The plan of the Instauratio Magna. Disponível em: <www.bartleby.com/39/21.html>. Acesso em: 17 dez. 2018. Tradução do trecho realizada para este livro.

115. VIRGIN MARY seen in tree stump in Limerick. *Belfast Telegraph*, July 9, 2009. Disponível em: <www.belfasttelegraph.co.uk/news/virgin-mary-seen-in-tree-stump-in-limerick-28486957.html>. Acesso em: 17 dez. 2018.

116. IN A TWIST OF FATE – holy pretzel sells for $10,600. *PR Newswire*, June 2, 2005. Disponível em: <www.prnewswire.com/news-releases/in-a-twist-of-fate---holy-pretzel-sells-for-10600-54497527.html>. Acesso em: 17 dez. 2018.

117. APPARITION of our lady of Coogee Beach. *Catholic News*, Jan. 31, 2003. Disponível em: <cathnews.acu.edu.au/301/166.php>. Acesso em: 17 dez. 2018.

118. CRONE, J. H. *Our lady of the fence post*. Perth: UWA Publishing, 2003.

119. CATHOLICS FLOCK to garage door to see image of Virgin Mary. *YouTube*, Aug. 31, 2007. Disponível em: <www.youtube.com/watch?v=5jZld8Zg1aA>. Acesso em: 17 dez. 2018.

120. JESUS on a door. *YouTube*, Sept. 3, 2014. Disponível em: <www.youtube.com/watch?v=ofCGV_zBEVo>. Acesso em: 17 dez. 2018.

121. VIRGIN MARY apparition at mercy hospital. *YouTube*, Oct. 6, 2008. Disponível em: <www.youtube.com/watch?v=L_g1YpkhvCA>. Acesso em: 17 dez. 2018.

122. CIHLAR, C. *The grilled cheese Madonna and 99 other of the weirdest, wackiest, most famous ebay auctions ever*. New York: Broadway, 2006.

123. KOVACS, J. Jesus appears in shower, worth $2,000. *WND*, June 25, 2005. Disponível em: <www.wnd.com/2005/06/31018>. Acesso em: 17 dez. 2018.

124. BROKAW, J. Image of Jesus on dog's butt God's second Appearance? *Patheos*, Nov. 16, 2011. Disponível em: <www.patheos.com/blogs/heavenlycreatures/2011/11/image-of-jesus-on-dogs-butt-gods-second-appearance<. Acesso em: 17 dez. 2018.

125. BROOKS, K. Holy grilled cheese sandwich! What is pareidolia? *The Conversation*. Disponível em: <theconversation.com/holy-grilled-cheese-sandwich-what-is-pareidolia-14170>. Acesso em: 17 dez. 2018.

126. THE "Paul is dead" myth. *The Beatles Bible*. Disponível em: <www.beatlesbible.com/features/paul-is-dead>. Acesso em: 17 dez. 2018.

127. BEGLEY, S. Loch Ness Monster probably a catfish, says man who's been watching for 24 years. *Time*, July 17, 2015. Disponível em: <time.com/3962382/loch-ness-monster-catfish. Acesso em: 17 dez. 2018.

128. GREENAWAY, N. What do you see in these photos? *Daily Mail*, Oct. 20, 2015. Disponível em: <www.dailymail.co.uk/femail/article-3280816/What-photos-s-faces-suffer-facial-pareidolia.html>. Acesso em: 17 dez. 2018.

129. DUFFY, M. A. Charles Bonnet Syndrome: why am I having these visual hallucinations? *VisionAware*. Disponível em: <www.visionaware.org/info/your-eye-condition/guide-to-eye-conditions/charles-bonnet-syndrome/125>. Acesso em: 17 dez. 2018.

130. RAMACHANDRAN, V. S. BLAKESLEE, S. *Phantoms in the brain*: probing the mysteries of the human mind. New York: William Morrow, 1999.

131. THURBER, J. *The Thurber Carnival*. New York: Harper-Collins, 2013.

132. SAGAN, C. *Cosmos*. New York: Ballantine, 2013.

133. CICERO. *Selected works*. New York: Penguin, 1980.

134. CIALDINI, R. B. *Influence*: the psychology of persuasion. New York: Harper Business, 2006. [Edição brasileira: *As armas da persuasão*. Rio de Janeiro: Sextante, 2012.]

135. THE BASICS OF PHILOSOPHY. Disponível em: <www.philosophybasics.com/branch_altruism.html>. Acesso em: 17 dez. 2018.

136. CAREY, B. Stanford psychologists show that altruism is not simply innate. *Stanford Report*, Dec. 18, 2014. Disponível em: <news.stanford.edu/pr/2014/pr-altruism-triggers-innate-121814.html>. Acesso em: 17 dez. 2018.

137. RADBOUD UNIVERSITY. New Vision on Amygdala after Study on Testosterone and Fear, *Science Daily*, Jun. 6, 2015. Disponível em: <www.sciencedaily.com/releases/2015/06/150612143027.htm.> Acesso em: 17 dez. 2018.

138. HERMANS, E. J. et al. A Single Administration of Testosterone Reduces Fear-Potentiated Startle in Humans, *Biological Psychiatry* 59, n. 9 (Jun 2006): 872-74. Disponível em: <www.researchgate.net/publication/7316503_A_Single_Administration_of_Testosterone_Reduces_Fear-Potentiated_Startle_in_Humans.> Acesso em: 17 dez. 2018.

139. CONGREVE, W. *The Mourning Bride*. London: Dodo Press, 2008.

140. BOYLE, D. I Didn't Know She Cut It Off: Penis Attack Victim John Bobbitt Reveals the Horror of Being Assaulted

by His Wife in Notorious Crime, *Daily Mail*, Nov. 24, 2016. Disponível em: <www.dailymail.co.uk/news/article-3968154/I-didn-t-know-cut-Penis-attack-victim-John-Bobbitt-reveals-horror-assaulted-wife-notorious-crime.html.> Acesso em: 17 dez. 2018.

141. MARON, D. F. Sorry, Jenny McCarthy: vaccines aren't as dangerous as you think. *Salon*, Jan. 1, 2017. Disponível em: <www.salon.com/2017/01/11/sorry-jenny-mccarthy-vaccines-arent-as-dangerous-as-you-think_partner>. Acesso em: 17 dez. 2018.

142. CASE, L. How Much do celebrities get paid to tweet? *Wet Paint*, July 20, 2016. Disponível em: <www.wetpaint.com/how-much-do-celebrities-get-paid-to-tweet-663232>. Acesso em: 17 dez. 2018.

143. WEST, K. K. *Kim Kardashian*: selfish. New York: Universe, 2015

144. 30 PERCENT of global web traffic is porn – study. *Indo-Asian News Service*, June 5, 2012. Disponível em: <http://gadgets.ndtv.com/internet/news/30-percent-of-global-web-traffic-is-porn-study-223878>. Acesso em: 17 dez. 2018.

145. LYNCHBURG, V. 2014 Survey: how many christians do you think watch porn? *Digital Journal press release*, Aug. 14, 2014. Disponível em: <www.digitaljournal.com/pr/2123093>. Acesso em: 17 dez. 2018.

146. WITW STAFF. Study finds that 1 out of 3 women watch porn at least once a week. *Women in the World*, Oct. 22, 2015. Disponível em: <nytlive.nytimes.com/womenintheworld/2015/10/22/study-finds-that-1-out-of-3-women-watch-porn-at-least-once-a-week>. Acesso em: 17 dez. 2018.

Notas de fim

147. MEYJES, T. Up Pompeii! Erotic paintings reveal sex lives of ancient romans. *Metro*, Dec. 8, 2016. Disponível em: <metro.co.uk/2016/12/08/up-pompeii-erotic-paintings-reveal-sex-lives-of-ancient-romans-6308999>. Acesso em: 17 dez. 2018.

148. SINHA, I. *The love teachings of kama sutra*. New York: Marlow, 1997.

149. FESSENDEN, M. Medieval chastity belts are a myth. *Smithsonian*, Aug. 20, 2015. Disponível em: <www.smithsonianmag.com/smart-news/medieval-chastity-belts-are-myth-180956341. Acesso em: 17 dez. 2018.

150. SANGHANI, R. Chastity belts: the odd truth about "locking up" women's genitalia. *Telegraph*, Jan. 18, 2016. Disponível em: <www.telegraph.co.uk/women/sex/chastity-belts-the-odd-truth-about-locking-up-womens-genitalia>. Acesso em: 17 dez. 2018.

151. GARNICK, M. Does frequent ejaculation help ward off prostate cancer? *Prostate Knowledge, Harvard Medical School publication*, Apr. 2009. Disponível em: <www.harvardprostateknowledge.org/does-frequent-ejaculation-help-ward-off-prostate-cancer>. Acesso em: 17 dez. 2018.

152. UNITED PRESS INTERNATIONAL. Rev Morton Hill, 68, Pornography Opponent. *Chicago Tribune obituary*, Nov. 7, 1985. Disponível em: <http://articles.chicagotribune.com/1985-11-07/news/8503160906_1_obscenity-and-pornography-obscenity-laws-commissions>. Acesso em: 17 dez. 2018.

153. OSTLING, R. N. Jerry falwell's crusade. *Time*, June 24, 2001. Disponível em: <content.time.com/time/magazine/article/0,9171,142305,00.html>. Acesso em: 17 dez. 2018.

154. ROTH, P. *Portnoy's complaint*. New York: Vintage, 1994. [Edição brasileira: O complexo de Portnoy. São Paulo: Companhia das Letras, 2004.]

155. PORNOGRAPHY STATISTICS: 2015 Report. *Covenant Eyes*. Disponível em: <www.covenanteyes.com/pornstats/>. Acesso em: 17 dez. 2018.

156. TWAIN, M. *Mark Twain on masturbation*: some thoughts on the science of onanism. CreateSpace, 2009.

157. INFIDELITY STATISTICS. *Infidelity Facts*. Disponível em: <www.infidelityfacts.com/infidelity-statistics.html>. Acesso em: 17 dez. 2018.

158. BOX OFFICE MOJO. Disponível em: <www.boxofficemojo.com/movies/?id=unfaithful.htm>. Acesso em: 17 dez. 2018.

159. SPARGO, C. How Rock Hudson kept his gay life secret... *Daily Mail*, Apr. 15, 2015. Disponível em: <www.dailymail.co.uk/news/article-3040119/Secret-gay-life-Rock-Hudson-revealed-man-called-one-true-love-describes-pair-hid-relationship-protect-image-Hollywood-star.html>. Acesso em: 17 dez. 2018.

160. SUMMERS, C. J. (Ed.). *The queer encyclopedia of film and television*. San Francisco: Cleis, 2015.

161. BOWERS, S. *Full service*: my adventures in hollywood and the secret sex lives of the stars. New York: Grove, 2012.

162. HADLEIGH, B. *In or out*: gay and straight celebrities talk about themselves and each other. Fort Lee, NJ: Barricade, 2000.

163. OSCAR WILDE. Disponível em: <www.cmgww.com/historic/wilde>. Acesso em: 17 dez. 2018.

164. 100 ACTORS who are actually gay or bisexual. *IMDb*, May 14, 2015. Disponível em: <www.imdb.com/list/ls072706884>. Acesso em: 17 dez. 2018.

165. BISSINGER, B. Caitlyn Jenner: the full story. *Vanity Fair*, July 25, 2015. Disponível em: <www.vanityfair.com/hollywood/2015/06/caitlyn-jenner-bruce-cover-annie-leibovitz>. Acesso em: 17 dez. 2018.

166. ANATI, E. The way of life recorded in the rock art of Valcamonica. *Adoranten 2008*, June 1, 2009. Disponível em: <http://www.rockartscandinavia.com/the-way-of-life-recorded-in-the-rock-art-of-valcamonica-by-emmanuel-anati-aa33.php>. Acesso em: 17 dez. 2018.

167. BESTIALITY is much, much more common than you think. *Health24*, Feb. 20, 2015. Disponível em: <www.health24.com/sex/sexual-diversity/bestiality-is-much-much-more-common-than-you-think-20150218>. Acesso em: 17 dez. 2018.

168. DENMARK passes law to ban bestiality. *Newsbeat*, Apr. 22, 2015. Disponível em: <www.bbc.co.uk/newsbeat/article/32411241/denmark-passes-law-to-ban-bestiality>. Acesso em: 17 dez. 2018.

169. MURPHY JR., R. E. Bestiality is legal in the same states that ban same-sex marriage. *All Things Crime*, July 16, 2013. Disponível em: <allthingscrimeblog.com/2013/07/16/bestiality-is-legal-in-the-same-states-that-ban-same-sex-marriage>. Acesso em: 17 dez. 2018.

170. ALL ABOUT KOPI LUWAK – the most expensive coffee in the world! *Moste-Expensive Coffee*. Disponível em: <www.most-expensive.coffee>. Acesso em: 17 dez. 2018.

171. CIVET COFFEE: why it's time to cut the crap. *The Guardian*, Sept. 13, 2013. Disponível em: <www.theguardian.com/lifeandstyle/wordofmouth/2013/sep/13/civet-coffee-cut-the-crap>. Acesso em: 17 dez. 2018.

172. BALE, R. The disturbing secret behind the world's most expensive coffee. *National Geographic*, Apr. 29, 2016. Disponível em: <news.nationalgeographic.com/2016/04/160429-kopi-luwak-captive-civet-coffee-Indonesia>. Acesso em: 17 dez. 2018.

173. BUCK, S. The weird, rabid history of the cabbage patch craze. *Timeline*, Dec. 14, 2016. Disponível em: <timeline.com/cabbage-patch-craze-867ce8d076c#.20hk9bbh6>. Acesso em: 17 dez. 2018.

174. GETLEN, L. How the Beanie Baby craze was concocted – then crashed. *New York Post*, Feb. 22, 2015. Disponível em: <nypost.com/2015/02/22/how-the-beanie-baby-craze-was-concocted-then-crashed>. Acesso em: 17 dez. 2018.

175. MCCARTHY, E. 16 amazing facts about sea monkeys. *Mental Floss*, May 16, 2017. Disponível em: <mentalfloss.com/article/56755/16-amazing-facts-about-sea-monkeys>. Acesso em: 17 dez. 2018.

176. A FORTUNE from Sea Monkeys and X-Ray Spex. *Sydney Morning Herald*, obituary. Disponível em: <www.smh.com.au/articles/2004/01/01/1072908849191.html>. Acesso em: 17 dez. 2018.

177. KOVALCHIK, K. 11 shameless comic book ads that cost us our allowance. *Mental Floss*, Apr. 11, 2012. Disponível em: <mentalfloss.com/article/30420/11-shameless-comic-book-ads-cost-us-our-allowance-money>. Acesso em: 17 dez. 2018.

178. GREENMAN, C. A singing fish gets a personal touch. *The New York Times*, Jan. 11, 2001. Disponível em: <www.nytimes.com/2001/01/11/technology/a-singing-fish-gets-a-personal-touch.html>. Acesso em: 17 dez. 2018.

179. CIALDINI, R. B. Influence: the psychology of persuasion. New York: Harper Business, 2006.

Notas de fim

180. HUH, Y. E.; VOSGERAU, J.; MOREWEDGE, C. K. Social defaults: observed choices become choice defaults. *Journal of Consumer Research*, v. 41, n. 3, p. 746-760, Oct. 2014. Disponível em: <www.jstor.org/stable/10.1086/677315?origin=JSTOR-pdf&seq=1#page_scan_tab_contents>. Acesso em: 17 dez. 2018.

181. WOODSTOCK 1969. *Woodstock Story*. Disponível em: <www.woodstockstory.com/woodstock1969.html>. Acesso em: 17 dez. 2018.

182. KREPS, D. 19 worst things about Woodstock '99. *Rolling Stone*, July 31, 2014. Disponível em: <www.rollingstone.com/music/news/19-worst-things-about-woodstock-99-20140731>. Acesso em: 17 dez. 2018.

183. SLY STONE'S Speech at Woodstock. *YouTube*, Oct. 6, 2008. Disponível em: <www.youtube.com/watch?v=lUr5rzQZkVg>. Acesso em: 17 dez. 2018.

184. GANAHL, J. Woodstock '99: the day the music died. *SFGate*, July 28, 1999. Disponível em: <www.sfgate.com/style/article/Woodstock-99-The-day-the-music-died-3073934.php>. Acesso em: 17 dez. 2018.

185. 11 CELEBRITIES who got scammed by Bernie Madoff and lost millions. *Fox Business*, Mar. 5, 2016. Disponível em: <www.foxbusiness.com/features/2016/02/02/11-celebrities-who-got-scammed-by-bernie-madoff-and-lost-millions.html>. Acesso em: 17 dez. 2018.

186. LENZNER, R. Bernie Madoff's $50 billion Ponzi scheme. *Forbes*, Feb. 12, 2008. Disponível em: <www.forbes.com/2008/12/12/madoff-ponzi-hedge-pf-ii-in_rl_1212croesus_inl.html>. Acesso em: 17 dez. 2018.

187. CIALDINI, R. B. *Influence*: The Psychology of Persuasion. New York: Harper Business, 2006, capítulo 4.

188. HEILPERN, W. 18 false advertising scandals that cost some brands millions. *Business Insider*, Dez. 31, 2016. Disponível em: <www.businessinsider.com/false-advertising-scandals-2016-3/#vw-falsely-advertised-environmentally-friendly-diesel-cars-1>. Acesso em: 17 dez. 2018.

189. THE TOO good to be true product hall of fame. *Time*, Oct. 6, 2011. Disponível em: <business.time.com/2011/10/11/14-products-with-notoriously-misleading-advertising-claims/slide/Splenda>. Acesso em: 17 dez. 2018.

190. WATSON, E. Kashi agrees to pay up to $3.99m to settle "all natural" lawsuit; Campbell Soup under fire over Prego labels. Food Navigator, *William Reed newsletter*, June 14, 2015. Disponível em: <www.foodnavigator-usa.com/Regulation/Kashi-agrees-to-pay-up-to-3.99m-to-settle-all-natural-lawsuit>. Acesso em: 17 dez. 2018.

191. ONG, C. Tom Hanks is the most trusted celebrity while NBC's Brian Williams took a nosedive in trust ratings. *Christian Today*, Feb. 12, 2015. Disponível em: <www.christiantoday.com/article/tom.hanks.is.the.most.trusted.celebrity.while.nbcs.brian.williams.took.a.nosedive.in.trust.ratings/47947.htm>. Acesso em: 17 dez. 2018.

192. O'LEARY, N. Dannon settles false ad suit for $35 mil. *Adweek*, Sept. 18, 2009. Disponível em: <www.adweek.com/brand-marketing/dannon-settles-false-ad-suit-35-mil-106416>. Acesso em: 17 dez. 2018.

193. SAN FRANCISCO protestors stage a "vomit in". *SFGate*, Dez. 20, 2003. Disponível em: <www.sfgate.com/news/article/San-Francisco-protesters-stage-a-vomit-in-2627438.php>. Acesso em: 17 dez. 2018.

194. BURCHARD, E.; CARLONE, J. L. *The cult next door:* A true story of a suburban Manhattan New Age Cult. San Mateo, CA: Ace Academics, 2011.

195. POPE Urban II Orders First Crusade. *History*. Disponível em: <www.history.com/this-day-in-history/pope-urban-ii-orders-first-crusade>. Acesso em: 17 dez. 2018.

196. HOW many people died in the crusades? *Reference*. Disponível em: <www.reference.com/history/many-people-died-crusades-4483019b5f8684c5>. Acesso em: 17 dez. 2018.

197. SUDAN referendum: key dates in recent history. *Telegraph*, Jan. 8, 2011. Disponível em: <www.telegraph.co.uk/news/worldnews/africaandindianocean/sudan/8246617/Sudan-referendum-key-dates-in-recent-history.html>. Acesso em: 17 dez. 2018.

198. DESILVER, D.; MASCI, D. World Muslim population more widespread than you might think. *Fact Tank, Pew Research Center publication*, Jan. 31, 2017. Disponível em: <http://www.pewresearch.org/fact-tank/2017/01/31/worlds-muslim-population-more-widespread-than-you-might-think/>. Acesso em: 17 dez. 2018.

199. MARVIN GALPER. Entrevista com o autor, 11 dez. 2016.

200. CUSH, A. A comprehensive list of every celebrity linked to scientology. *Gawker*, Feb. 4, 2015. Disponível em: <gawker.com/a-comprehensive-updated-list-of-every-celebrity-linked-1694554276>. Acesso em: 17 dez. 2018.

201. GUERRASIO, J. The chilling story of how scientology founder L. Ron Hubbard rose to power. *Business Insider*, Dez. 31, 2015. Disponível em: <www.businessinsider.com/l-ron-hubbard-history-sci-fi-writer-to-scientology-founder-2015-3>. Acesso em: 17 dez. 2018.

202. HUBBARD, L. R. *Dianetics*: the modern science of mental health. Commerce, CA: Bridge Publications, 2007. [Edição brasileira: Dianética – o poder da mente sobre o corpo. Bridge, 2007.]

203. TELEGRAPH REPORTERS. What is scientology and who was L. Ron Hubbard? *The Telegraph*, Oct. 6, 2016. Disponível em: <www.telegraph.co.uk/news/0/what-is-scientology-and-who-was-l-ron-hubbard>. Acesso em: 17 dez. 2018.

204. PEALE, N. V. *The power of positive thinking*. Important Books, 2013.

205. JONESTOWN. *History*. Disponível em: <www.history.com/topics/jonestown>. Acesso em: 17 dez. 2018.

206. HUMANS perceive time somewhere between reality and our expectations. *University of Birmingham*, July 14, 2016. Disponível em: <www.birmingham.ac.uk/news/latest/2016/07/humans-perceive-time-somewhere-in-between-reality-and-our-expectations.aspx>. Acesso em: 17 dez. 2018.

207. MACDONALD, C. Take the test that reveals how you perceive time. *Daily Mail*, July 13, 2016. Disponível em: <www.dailymail.co.uk/sciencetech/article-3688988/Is-perception-time-wrong-Study-finds-humans-perceive-time-expectation-reality.html>. Acesso em: 17 dez. 2018.

208. MACRAE, F.; DOBSON, R. Time really does go more quickly as we get older – but scientists cannot explain why. *Daily Mail*, Apr. 26, 2016. Disponível em: <http://www.dailymail.co.uk/news/article-3558655/Time-really-DOES-quickly-older-scientists-explain-why.html>. Acesso em: 17 dez. 2018.

209. MACRAE, F.; DOBSON, R. Time really does go more quickly as we get older – but scientists cannot explain why. *Daily Mail*, Apr. 26, 2016. Disponível em: <http://www.dailymail.co.uk/news/article-3558655/Time-really-DOES-quickly-older-scientists-explain-why.html>. Acesso em: 17 dez. 2018.

210. REAS, E. Small animals live in a slow-motion world. *Scientific American*, July 1, 2014. Disponível em: <www.scientificamerican.com/article/small-animals-live-in-a-slow-motion-world>. Acesso em: 17 dez. 2018.

211. DOGS with separation anxiety, ask Victoria Stilwell. *Animal Planet*. Disponível em: <ww.animalplanet.com/tv-shows/its-me-or-dog/training-tips/separation-anxiety>. Acesso em: 17 dez. 2018.

212. LIFE expectancy in the USA, 1900-98. Disponível em: <u.demog.berkeley.edu/~andrew/1918/figure2.html>. Acesso em: 17 dez. 2018.

213. THE WORLD FACTBOOK. *Central Intelligence Agency*. Disponível em: <www.cia.gov/library/publications/the-world-factbook/rankorder/2102rank.html>. Acesso em: 17 dez. 2018.

214. LIBERATORE, S. Can you believe it's already Christmas? Technology is speeding up our perception of time, researchers say. *Daily Mail*, Nov. 19, 2015. Disponível em: <www.dailymail.co.uk/sciencetech/article-3325763/Can-t-believe-s-Christmas-Technology-SPEEDING-perception-time-claims-study.html>. Acesso em: 17 dez. 2018.

215. MARCUS, G. Ritchie Valens, J. P. "The Big Bopper" Richardson, and Buddy Holly. *Rolling Stone*, June 28, 1969. Disponível em: <www.rollingstone.com/music/news/ritchie-valens-j-p-the-big-bopper-richardson-and-buddy-holly-19690628>. Acesso em: 17 dez. 2018.

216. LIFTON, D. The story of rock's first tragedy: Buddy Holly, Ritchie Valens and The Big Bopper killed in plane crash. *Ultimate Classic Rock*, Dec. 3, 2016. Disponível em: <ultimateclassicrock.com/buddy-holly-richie-valens-big-bopper-killed-in-plane-crash>. Acesso em: 17 dez. 2018.

217. PATTERSON, R. G. *Take a walk on the dark side*: rock and roll myths, legends, and curses. New York: Touchstone, 2004. Cap. 2.

218. THOMAS Edison, genius inventor, dies at 84. *New York Daily News*, Oct. 17 2015. Disponível em: <www.nydailynews.com/news/national/thomas-edison-genius-celebrated-funeral-1931-article-1.2389894>. Acesso em: 17 dez. 2018. Publicado originalmente em 19 out. 1931. Nikola Tesla. Biography. Disponível em: <www.biography.com/people/nikola-tesla-9504443>. Acesso em: 17 dez. 2018.

219. VOSS, J. The intuitive investor: a simple model of intuition. *Enterprising Investor*, July 22, 2014. Disponível em: <blogs.cfainstitute.org/investor/2014/07/22/the-intuitive-investor-a-simple-model-of-intuition>. Acesso em: 17 dez. 2018.

220. EDGAR, T. Animal magnetism: how the magnetic field influences animal migration. *Decoded Science*, Nov. 30, 2014. Disponível em: <www.decodedscience.org/animal-magnetism-magnetic-field-influences-animal-navigation/50745>. Acesso em: 17 dez. 2018.

221. COHEN, E.; BONIFIELD, J. Meet the dogs who can sniff out cancer better than some lab tests. *Vital Signs*, Feb. 4, 2016. Disponível em: <www.cnn.com/2015/11/20/health/cancer-smelling-dogs>. Acesso em: 17 dez. 2018.

222. VINTINI, L. Intuition: the sense that defies the physical. T*he Epoch Times*, Jan. 19, 2009. Disponível em: <www.theepochtimes.com/n3/1526638-intuition-dr-alan-pegna-tsunami-ronald-rensink-ancient-culture>. Acesso em: 17 dez. 2018.

223. HOTZ, R. L. A pioneer in the private life of the brain. *The Wall Street Journal*, Feb. 11, 2011. Disponível em: <www.wsj.com/articles/SB10001424052748704364004576132262901047364>. Acesso em: 17 dez. 2018.

224. BECHARA, A. et al. Different contributions of the human amygdala and ventromedial prefrontal cortex to decision-making. *The Journal of Neuroscience*, v. 19, n. 13, p. 5473-5481, July 1999. Disponível em: <www.jneurosci.org/content/jneuro/19/13/5473.full.pdf>. Acesso em: 17 dez. 2018.

225. INTUITION – it's more than a feeling. *Association for Psychological Science*, Apr. 21, 2016. Disponível em: <www.psychologicalscience.org/news/minds-business/intuition-its-more-than-a-feeling.html#.WJ8N9rYrKb8>. Acesso em: 17 dez. 2018.

226. GLADWELL, M. *Blink*: the power of thinking without thinking. New York: Little Brown, 2005. p. 174-175. [Edição brasileira: Blink – a decisão num piscar de olhos. Rio de Janeiro: Sextante, 2016.]

227. SEVEN things you didn't know about "Lucy in the Sky with Diamonds". *OUPblog*, Oxford University Press blog, July 9, 2013. Disponível em: <blog.oup.com/2013/07/lucy-in-the-sky-with-diamonds-facts>. Acesso em: 17 dez. 2018.

228. GOLEMAN, D. *Emotional intelligence*: why it can matter more than IQ. New York: Bantam, 2005. [Edição brasileira: Inteligência emocional. 5. Ed. Rio de Janeiro: Objetiva, 1996.]

TIPOGRAFIA   BEMBO STD E BURBANK BIG C.
IMPRESSÃO   GRÁFICA IMPRENSA DA FÉ